ALTERNATIV HEILEN

Herausgegeben von Gerhard Riemann

Peter Salocher, Jahrgang 1954, hat sich seit 25 Jahren auf Grenzwissenschaften spezialisiert. Er hat mit vielen bekannten Persönlichkeiten seines Fachbereichs zusammengearbeitet und ist heute als Forscher, Therapeut und »praktizierender Mystiker« in Basel und Wien tätig.

Dieter Buchser, Jahrgang 1956, arbeitet seit 15 Jahren als Motivations- und Persönlichkeitstrainer und Entwickler von Beschäftigungsprogrammen. Er leitet das Schweizer Unternehmensberatungsinstitut »Impuls« und hat mehrere Bücher über sein Fachgebiet verfaßt.

Dieses Buch wurde auf chlor- und säurefreiem Papier gedruckt.

Originalausgabe Mai 1996
© 1996 Droemersche Verlagsanstalt Th. Knaur Nachf., München
Das Werk einschließlich aller seiner Teile ist urheberrechtlich
geschützt.
Jede Verwertung außerhalb der engen Grenzen des Urheberrechts-
gesetzes ist ohne Zustimmung des Verlages unzulässig und strafbar.
Das gilt insbesondere für Vervielfältigungen, Übersetzungen, Mikro-
verfilmungen und die Einspeicherung und Verarbeitung in elektro-
nischen Systemen.
Lektorat: Ralf Lay, Mönchengladbach
Umschlagillustration: Susannah zu Knyphausen
Satz und Reproduktion: Franzis-Druck, München
Druck und Bindung: Ebner Ulm
Printed in Germany
ISBN 3-426-76125-4

5 4 3 2 1

Peter Salocher
Dieter Buchser

Enertree

Heilung durch
die Energie der Bäume

Inhalt

Einleitung – von Peter Salocher 7
Einleitung eines Realisten – von Dieter Buchser 15
Botschaft der Bäume 19

1 Bäume in einer Welt voller Veränderungen 21

2 Bäume, Holz und Menschen 38

3 Enertree – Nutzung der Baum- und Holzenergien 47
  Die verschiedenen Körperebenen des Menschen . 51
  Der Mensch und sein Umgang mit den Energien . 56
  Heilungsstrategien 61
  Die Wirkungsweise der Hölzer 63
  Die verschiedenen Wirkungsebenen 67
  Die Kraft der Überzeugung 69
  Synergieeffekte und der Nutzen für die Bäume . . 70

4 Wie finde ich den richtigen Baum? 77
  Die Auswahl der Hölzer 80
  Die Anwendung von Enertree 86

5 Die zwölf Enertree-Hölzer 88
  Die Linde, Enertree lime-wood 95
  Die Föhre (Kiefer), Enertree pine-wood 103
  Die Tanne (Fichte), Enertree fir-wood 113
  Die Lärche, Enertree larch-wood 121
  Die Ulme, Enertree elm-wood 129
  Der Ahorn, Enertree maple-wood 137
  Die Birke, Enertree birch-wood 145
  Die Buche, Enertree beech-wood 155

Die Esche, Enertree ash-wood 164
Die Eiche, Enertree oak-wood 172
Die Kastanie, Enertree chestnut-wood 184
Der Walnußbaum, Enertree walnut-wood 193

6   Die Enertree-Holzessenzen 204
Das Prinzip und die Entstehung der
Holzessenzen 204
Wie arbeite ich mit den Essenzen? 211
Kombinierte Essenzen 216

7   Enertree im täglichen Leben 223
Holz als Nutz- und Werkstoff 223
Holz als Wirkstoff 233

8   Erfahrungen mit Enertree 241

Anhang 247
Zusammenfassung zum Umgang
mit den Holzenergien 247
Weitere Übungen 252
Krankheiten, Probleme und
Enertree-Empfehlungen 254
Bäume und spirituelle Querverbindungen 266
Die sieben Hauptchakren 269
Dank 274
Verzeichnis der Abbildungen und Tabellen 276
Adressen 277
Literatur 279

Einleitung

Dieses Buch ist, so merkwürdig es im ersten Moment vielleicht klingen mag, auf Anregung der Bäume entstanden. Natürlich können Bäume, außer in Märchen, nicht sprechen. Sie haben keine Sprechwerkzeuge in unserem Sinne und verwenden nicht unsere Sprache. Es ist aber so, daß Bäume auf andere Art und Weise kommunizieren können und über große Energien verfügen. Und wenn man weiß, daß es mehr gibt als das, was vordergründig sichtbar ist – wobei man auch hier schon mehr sehen kann, als man allgemein denkt –, dann kann man nachvollziehen, daß Bäume genauso eine »Seele« haben wie wir Menschen.

Schon in meiner Jugend verbrachte ich viel Zeit in der Nähe von Bäumen – ich kletterte auf sie hinauf oder genoß ihren Schatten an einem heißen Sommertag. Auch später, als ich erwachsen wurde, waren es oft die Bäume, die mich trösteten und stärkten. Trotz dieser innigen Verbindung, die ich schon immer mit Bäumen und allgemein mit Pflanzen hatte, lernte ich ihre wirkliche Kraft jedoch erst vor kurzem verstehen.

Die Idee, mit Hölzern zu arbeiten, begleitete mich eigentlich mein ganzes Leben. Wenn ich beispielsweise in einem Edelsteinladen stand und die wunderschönen Farben und Strukturen der Steine bewunderte, fragte ich mich zuweilen, weshalb wohl noch niemand schöne Hölzer für ähnliche Zwecke feilbot: Hatte sich – im therapeutischen und kommunikativen Sinn – noch niemand mit der Wirkungsweise der Hölzer befaßt? Wenn Edelsteine eine bioenergetische Wirkung auf uns Menschen haben können, schien es mir einleuchtend, daß Hölzer ebenfalls einen solchen Einfluß ausüben müßten.

Ein starker Anstoß kam schließlich auch von der britischen Pharmazeutin Vicky Wall, der Begründerin von Aura-Soma*, als ich sie 1988 in England besuchte. Damals halfen wir mit, daß Aura-Soma den Weg in die Welt antreten konnte, und Vicky forderte mich mit den Worten »Go hug a tree« (= »Geh und umarme einen Baum«) immer wieder dazu auf, ganz am Ende ihres »verwilderten« Gartens zu einem Baum zu gehen, der mir viel zu sagen hätte ...

In gewissen Zeitabständen tauchte die Idee von der (Heil-) Kraft der Bäume immer wieder in meinem Bewußtsein auf. Aber ebenso schnell, wie sie gekommen war, wurde sie auch wieder von anderen Dingen verdrängt. Die täglichen Verpflichtungen und meine Arbeit als Therapeut schienen mir keine Zeit zu lassen.

Doch es war mir, als ob die Bäume diese Idee stetig in mir wachsen ließen. Von Mal zu Mal trat sie klarer und deutlicher hervor, bis mir schließlich bewußt wurde, daß die Kommunikation mit Hölzern uns unglaublich viel bringen kann, vor allem auch Selbsterfahrung. Was mir ganz besonders daran gefiel, war, daß es sich dabei offensichtlich um ein Geben und Nehmen handelt, denn im Laufe der weiteren Kommunikation mit den Bäumen bekam ich das Gefühl, daß auch für die Bäume dabei ein Gewinn abfällt – also beide Seiten profitieren. Da ich über die Gabe verfüge, ein untrügliches Gespür für künftige Tendenzen zu haben, fühlte ich, daß irgendwann irgend jemand etwas Ähnliches wie eine Therapie begründen würde, die auf der Kraft der Bäume basiert. Daß *ich* einmal an diese Aufgabe heranginge, daran wagte ich allerdings noch nicht so recht zu glauben.

---

* Aura-Soma nennt sich eine neue ganzheitliche Therapie, welche die heilenden Energien von Farben, Pflanzen und Edelsteinen miteinander kombiniert.

Erst als ich bei einem Abendessen mit meinem Freund Dieter Buchser »zufällig« auf die Hölzer zu sprechen kam und er spontan zusagte, mich zu unterstützen, gewann ich die Zuversicht, die faszinierende Idee in die Tat umsetzen zu können. Er war nämlich der Meinung, *ich* müßte das tun und sollte nicht auf irgend jemand anders warten.

In den folgenden Monaten beschäftigte ich mich hauptsächlich mit Bäumen. Wenn ich wirklich ein System entwickeln sollte, bei dem die Kraft der Bäume zum Wohl der Menschen eingesetzt wird, mußten mir die Bäume selbst bestätigen, daß dies in ihrem Sinne war. Und sie gaben mir genau das zu verstehen! Ein Baum, den ich als ihren »Vertreter« bzw. »Sprecher« empfand, erklärte mir, das Reich der Bäume sei sehr erfreut über die ausstehende Möglichkeit, dem menschlichen Bewußtsein wieder näherzukommen. Denn nur was der Mensch nicht kenne, was ihm fremd sei, könne er so vollkommen ignorieren und so lieblos behandeln, wie er es zum Beispiel mit den Bäumen und Wäldern tut. Ich begann, mich als eine Art »Sprachrohr der Bäume« zu fühlen, und es verging kein Tag, an dem ich nicht mit einem von ihnen im Gespräch war.

Kommunikation – genau das war es, was sich zwischen den Bäumen und mir abspielte. Ich bin zwar sensitiv, in gewisser Weise hellsichtig und verfüge über eine gute Intuition, aber das, was ich von den Bäumen empfing, waren ihre eigenen Botschaften. Dabei führte mich ein Baum zum nächsten. Es war nicht immer einfach, mit ihnen in Kontakt zu treten. Manchmal ging es nur durch die Vermittlung eines anderen Baums. Die Birke zum Beispiel war solch ein Fall. Nachdem sie wußte, daß die Bäume mich in dem Projekt unterstützen wollten, konnte ich sie zwar singen hören und sehen, wie anmutig sie sich in unserem Garten bewegte, aber für ein Gespräch schien sie viel zu sehr mit sich selbst beschäftigt. Ich sagte »schien«, weil ich nicht glaube, daß Bäume die Eigenheiten der Menschen imitieren. Vielmehr nehme ich an, daß die Art und Weise, wie sie mir näherkam, auch zu ihrer Botschaft gehörte.

In all den Gesprächen lernte ich viel über Bäume, von den Farben, die sie ausstrahlen, bis hin zu den Meisterkräften, mit denen sie in Verbindung stehen – und auch daß sie einen gesunden Humor haben. Im Lauf der Zeit übergaben mir die Bäume ein unschätzbares Wissen darüber, wie jeder einzelne von ihnen uns Menschen helfen kann und auf welch wundersame Weise sie alle zusammenwirken und unsere Entwicklung unterstützen. In unserer Epoche des großen Umbruchs scheint mir gerade dieser Teil ihrer Botschaft der wichtigste zu sein. Denn alles steht mit allem in Verbindung und zieht sich nach bestimmten Gesetzmäßigkeiten vom Kleinen ins Große und vom Inneren ins Äußere, was auch auf den Bewußtseinsebenen gilt. Den Lesern diese Gesetzmäßigkeiten nahezubringen ist die eigentliche Intention des vorliegenden Buchs.

Sie werden bei der Beschreibung der Bäume feststellen, daß es sich um zwölf bestimmte Bäume und allesamt um heimische Arten handelt. Dies ist kein Zufall. Erstens sind die Kräfte und Heilmittel, die uns guttun, immer in der nächsten Umgebung zu finden – schauen Sie einmal, welcher Baum in Ihrer unmittelbaren Nähe steht –, und zweitens geht es um ganz bestimmte Qualitäten, die in der Beschaffenheit der zwölf Hölzer ausgedrückt werden: Zwölf ist die Zahl des Abschlusses, der Vollständigkeit. In der Apokalypse ist die Zwölf die Zahl der Vollendung. Zwölf Monate hat das Jahr, und zwölf Apostel standen Jesus zur Seite, um sein Wesen vollständig zu spiegeln. Zwölf (= die Bäume) und eins (= ich) gleich dreizehn, was bei den Kabbalisten Transformation bedeutet. Insofern habe ich wohl auch zwölf Bäume gebraucht, um eine Transformation zu erreichen. Die Bäume beziehen sich aber auch auf die zwölf Archetypen des Tierkreises und auf die zwölf Schöpfungsstrahlen der Theosophen. Damit läßt sich jeder Teil einem höheren Ganzen zuordnen und jedes Problem aus seiner Struktur heraus verstehen.

Neben den Bäumen, ihren Eigenheiten und Energien beschreiben wir in diesem Buch, wie sich die Baum- und Holzenergien für Menschen, ja für *jeden Menschen*, nutzen lassen. Für dieses System haben wir den Namen »Enertree« gewählt, der aus den englischen Begriffen *energy* (= »Energie«) und *tree* (= »Baum«) gebildet ist. Er steht für die Möglichkeiten, das »Know-how« und den Prozeß, Baum- und Holzenergien sinnvoll und konstruktiv zu nutzen. Zu Enertree wurden auch verschiedene Anwendungen und Produkte entwickelt, die in diesem Buch erläutert und deren Bezugsadressen im Anhang genannt werden.

Das Projekt Enertree ist in mehreren Phasen entstanden. Zuerst habe ich wie gesagt mit einem Baum nach dem anderen kommunizieren dürfen und die verschiedenen Seinsprinzipien, die sie mir vermittelten, auf Papier festgehalten. Zur besseren Kommunikation beschaffte ich mir ein Stück des jeweiligen Holzes und setzte es in meiner therapeutischen Praxis ein. In gewissen Fällen gab ich den Patienten sogar große Blöcke des Holzes mit nach Hause, damit seine Wirkung sie im Alltag begleiten konnte. Vermutlich war es das Transportproblem, das maßgeblich zu der Idee führte, handlichere Formen zu entwickeln, um die Holzenergien an jedem gewünschten Ort zur Verfügung zu haben. Als Resultat nächtelanger Versuche und unzähliger Fehlversuche entstanden schließlich das Enertree-Holzset und die Enertree-Holzessenzen.

Obwohl Enertree durch einen stark harmonisierenden Einfluß sicher auch bei medizinischen und psychischen Problemen zusätzlich zur Therapie sehr wertvolle Unterstützung gibt, ist es kein Heilmittel oder Therapieinstrument im herkömmlichen Sinne. Das konzentrierte Baumwissen soll für alle Menschen dasein, die in ihrem Leben ganzheitlich weiter wachsen möchten und die ein Interesse an Bäumen bzw. ganz allgemein an der Natur haben. Enertree ist ein Mittel, mit dessen Hilfe jedermann seine grundlegende Lebensfähigkeit optimieren kann, es dient der Entwicklung von persönlicher Stärke und sensibilisiert uns dafür, in Kommunikation mit Energien zu treten, deren Zugang uns nach landläufiger Meinung bisher verschlossen blieb.

Für die meisten hört sich das, was ich von den Bäumen erzähle, im ersten Moment wohl utopisch an. Aber es ist keine Utopie. Es gibt auch bereits viele Menschen, die den Kontakt zu den Bäumen suchen oder gefunden haben. Ich bin sicher, in einigen Jahren wird es etwas ganz Normales sein, mit anderen Lebensformen wie Bäumen, Tieren oder vielleicht sogar mit Verstorbenen und Wesen aus anderen Dimensionen oder Zeiten zu kommunizieren. Ich sagte schon, daß Bäume natürlich nicht direkt akustisch kommunizieren wie wir, aber sie können sich uns mental »laut« und deutlich mitteilen, genau so, als ob man jemanden sprechen hörte.

Im allgemeinen sind wir so sehr auf unsere nach außen gerichteten physischen Sinne wie Sehen und Hören fixiert, daß wir die vielen anderen Sinne und vor allem die Intuition, über die ein *jeder* von uns verfügt, gar nicht bemerken und ihr Potential brachliegen lassen. Die derzeit geschehenden globalen Veränderungen werden unser vom Materiellen geprägtes Weltbild schneller, als wir annehmen, ins Wanken bringen. In den nächsten Jahren wird sich nicht nur ein neues Weltbild durchsetzen, sondern wir alle werden Teil dieser Entwicklung sein. Der gewohnte Aspekt der Dreidimensionalität, der heute unser tägliches Leben bestimmt, wird als Grundlage der Existenz zukünftig keine Rolle mehr spielen. Wir fangen an, auf einer höheren Schwingungsfrequenz zu leben. Unsere Wellenlänge wird kürzer und unsere Schwingungsenergie höher. Dies wird unser Bewußtsein erweitern, nach innen kehren und uns allen Möglichkeiten eröffnen, die unsere kühnsten Erwartungen übertreffen werden.

Mit diesem Buch wollen wir Sie in die faszinierende Welt der Bäume entführen und Ihnen Zugang zu einem Wissen ermöglichen, das schon immer vorhanden war, in den letzten Jahrtausenden allerdings vergessen wurde. Es gilt, dieses Wissen wieder neu zu entdecken, denn jetzt ist die Zeit reif dafür. Ich hoffe, Sie sind »neugierig« geworden, und wünsche Ihnen neben Entspannung und Vergnügen, daß dieses Buch Ihnen Harmonie und Wachstum bringt. Denn sowohl Neugier als auch Harmonie sind meines Erachtens notwendig, damit es zu einem ganzheitlichen Wachstum kommen kann. Ganzheitlich auch auf individueller Ebene. Und von ganzheitlichem Wachstum, davon handelt dieses Buch.

Peter Salocher

Einleitung eines Realisten

Als Unternehmensberater sieht man die Welt wohl nüchterner als der Durchschnittsbürger. Man glaubt nur das, was man sieht, und läßt sich nicht so leicht aus der Ruhe bringen. Wenn aber einer daherkommt und einem Menschen, den er zum erstenmal trifft, mit Hilfe von farbigen Flaschen sein Leben erzählt, dann wird selbst der Unternehmensberater nachdenklich. So ist es mir gegangen, als ich Peter Salocher vor einigen Jahren begegnet bin. Ich wußte damals weder von Aura-Soma, von feinstofflichen Körpern noch von den Kommunikationsmöglichkeiten mit anderen Ebenen. Und hätte mir einer erzählt, er könne mit Bäumen kommunizieren, hätte ich mir ernstliche Sorgen um seine Gesundheit gemacht.

Heute ist mir klar, daß ich Peter nach dem Naturgesetz der Resonanz genauso angezogen habe wie er mich. Er hat mein Weltbild zurechtgerückt und mir vieles gespiegelt, was mir vorher, wenn überhaupt, nur unbewußt klar war. Ich bin zwar immer noch Unternehmensberater, arbeite aber heute überwiegend in Projekten, von denen ich denke, daß sie auf positive Weise Spuren hinterlassen und zum Wohle aller dienen können. Ein solches Projekt ist zum Beispiel Enertree, das in meinem Eßzimmer seinen Anfang genommen hat. Die Idee, mit rein natürlichen Stoffen wie Holz die ganzheitliche Entwicklung des Menschen zu fördern und gleichzeitig der Natur zu nutzen, hat mich sofort fasziniert. In der Folge hat dann Peter in Wien geforscht, gebastelt und geschrieben, und ich habe versucht, das Ganze in ein überschaubares und allgemeinverständliches Konzept zu bringen. So sind dieses Buch, einige ganz erstaunliche Produkte und weitere Projekte entstanden.

Der Glaube versetzt zwar Berge, aber eine gesunde Portion Skepsis hat noch nie geschadet. Insofern habe ich versucht, Enertree immer auch aus der Sicht und Vor-Sicht des Anwenders zu sehen. Die Frage, die jeden Entwickler beschäftigt, ist: Funktioniert das Ganze wirklich so einwandfrei, wie wir es erlebt haben, oder entstammen die Erfolge lediglich dem Wunschdenken und der selektiven Wahrnehmung? Und darauf können wir heute eindeutige Antworten geben. Enertree funktioniert in einem Ausmaß und mit einer Sicherheit, die mich anfangs erschreckten. Ich erlebte, wie Menschen in ihrem persönlichen Entwicklungsprozeß Fortschritte machten, die kaum nachvollziehbar waren. In der Zwischenzeit haben Hunderte Enertree-Hölzer ausgewählt, die Readings (Diagnosen, Interpretationen) miterlebt und die energetische Kraft der Bäume und Hölzer gespürt. Welkende Pflanzen sind wieder ergrünt, und selbst ein fast abgestorbener Kaktus ist zu voller Pracht erwachsen. Ich hätte es wohl kaum geglaubt, wenn ich es nicht mit eigenen Augen gesehen hätte.

Um die Wirkungsweise von Enertree zu begreifen, ist die Erweiterung des persönlichen Erlebnishorizonts entscheidend. Unsere Gesellschaft lehrt uns ein Weltbild, das nichtmaterielle Seinszustände entweder als Hokuspokus oder als Hirngespinste einordnet und lächerlich macht. In diesem Buch werden wir Sie mit einigen Fakten vertraut machen, die Ihnen vielleicht noch nicht geläufig sind, weil sie in den Massenmedien nicht die gebührende Beachtung finden. Versuchen Sie, möglichst offen zu sein und einfach auf Ihre Intuition zu hören. Sie werden dann schnell spüren, ob die Informationen in diesem Buch für Sie stimmig und für Ihren persönlichen Fortschritt nützlich sind. Wie auch immer, gehen Sie selbst auf die Suche, finden Sie »Ihre Wahrheit«, und prüfen Sie alles möglichst wertfrei.

In diesem Sinne machen wir jetzt eine Reise zurück in die Innenwelt, schaffen in den ersten Kapiteln gemeinsam ein Weltbild, das die Geschehnisse der heutigen Zeit in einen größeren Zusammenhang bringt, und machen dann einen Schritt in die faszinierende Welt der Bäume. Viel Spaß und gute Träume!

Dieter Buchser

Botschaft der Bäume

Ihr Menschen sucht immer viel zu weit.
Ihr wißt nicht, wie nahe wir Bäume euch sind. Was die Welt wirklich verändert, ist immer einfach, aber ihr seht es nicht. Hat nicht ein Gandhi mit einer Handvoll Salz mehr bewirkt als irgendwer!
Wir Bäume würden euch helfen, aber wenn ihr uns nicht erkennt, wie sollen wir dann zu euch kommen?
Wir existieren in eurem Bewußtsein fast nur als Baustoff und unbeseeltes Material.
Ihr benutzt uns als Stuhl, Tisch, Bank, macht Häuser und Brücken aus unseren Leibern, aber ihr nehmt uns nicht auf in eure Gemeinschaft, in eure Seele.
Dabei sind wir die Hüter eures Ahnenwissens. Wir waren da, als die ersten Menschen kamen.
Wir haben euch das Feuer gebracht, wir beschützen euch und bewahren das Gleichgewicht der Elemente; aber ihr wißt es nicht.
Ein Stück von uns in eurem Raum kann euer Glück sein.

Inspiriert empfangen
an einem Nachmittag

1 Bäume in einer Welt voller Veränderungen

Bäume bzw. Pflanzen ganz allgemein sind nachweislich in der Lage, die Gedanken und Gefühle von Menschen wahrzunehmen – selbst aus Distanzen von mehreren Kilometern.* Wenn man eine solche These verkündet, stößt man bei den meisten Menschen auf Unverständnis, und auch der überwiegenden Mehrzahl der Botaniker entlockt man allenfalls ein ironisches Lächeln. Dabei gehört es auf der ganzen Welt zur jahrtausendealten Tradition, daß sich die Menschen durch magische Rituale mit Pflanzen verbinden und Schamanen oder Heiler mit den Pflanzenseelen oder -geistern (Devas) sprechen, bevor sie ihre Hilfe, etwa als Heilkraut, in Anspruch nehmen. Als Zeichen des guten Willens machen sie der Pflanze Geschenke; und das Heilkraut darf erst dann geerntet werden, wenn der Pflanzengeist sein Einverständnis verkündet hat, weil die Heilkraft sonst nicht wirkt.

Einem solchen Weltverständnis, das von der Einheit allen Seins ausgeht und alle Bestandteile des Kosmos als zusammenhängend und voneinander abhängig auffaßt, steht die kritisch-rationale, mechanistische Einstellung gegenüber, die auch heute noch weitgehend das Denken der westlichen Gesellschaften bestimmt. Obwohl sich im ersten Drittel unseres Jahrhunderts mit der Entwicklung der Atomphysik

* Tompkins, Peter, und Bird, Christopher: *Das geheime Leben der Pflanzen*, St. Goar 1973.

und der Quantentheorie eine tiefgreifende Revolution im naturwissenschaftlichen Weltbild vollzogen hat, was eine Änderung der herkömmlichen Vorstellungen von Raum und Zeit herbeiführte, sind die Konsequenzen der neuentdeckten physikalischen Zusammenhänge, vor allem auch in philosophischer und erkenntnistheoretischer Hinsicht, so gut wie nicht in das Bewußtsein der breiten Öffentlichkeit gedrungen. Hier hält man immer noch an einem Weltbild fest, das überwiegend mechanistisch geprägt ist, von der kausalen Vorherbestimmtheit (Determinismus) allen Geschehens ausgeht und charakteristisch für das vorige Jahrhundert war.

In der Vergangenheit gab es auch in der abendländischen Geschichte immer wieder Versuche, diese beiden Geisteshaltungen – Wissen und Naturwissenschaft auf der einen Seite und Religion bzw. Mystik auf der anderen – zu vereinen. Besonders in der Alchemie, die sich bis zum 16. Jahrhundert als esoterische Wissenschaft auch in Frankreich, England und Deutschland ausbreitete, wollte man nicht nur im physischen Bereich aus Blei bzw. unedlen Metallen Gold machen, vielmehr war die Alchemie auch eine Metapher für die spirituellen Wandlungsprozesse des Menschen. Der unvollkommene, »bleierne« Mensch konnte sich schrittweise läutern, bis er erleuchtet wurde und »Gold« zum Vorschein kam.

Mit dem Aufkommen des Rationalismus im 17. Jahrhundert, als dessen Begründer der französische Philosoph René Descartes (1596–1650) gilt, spaltete sich das rationale Weltbild jedoch vom religiös-mystischen ab und entwickelte sich in den Axiomen der Mechanik des englischen Mathematikers, Physikers und Astronomen Isaac Newton (1643–1727) zur vollen Blüte. Im 18. und 19. Jahrhundert gerieten das religiöse und das rationale Weltbild infolge der sich rapide entwickelnden Naturwissenschaften und der in alle Lebensbereiche wirkenden technischen Erfindungen in immer größeren Gegensatz zueinander. Man glaubte, man könnte im Laufe der Zeit alles »wissenschaftlich« herleiten und determinieren, und die Religion durfte allenfalls für die Erklärung von Phänomenen herhalten, die man noch nicht verstandesmäßig begreifen konnte.

Die mechanistisch-kartesianisch* genannte Auffassung, die wie gesagt unser Alltagsbewußtsein bis heute dominiert, erfuhr erst zu Anfang unseres Jahrhunderts eine Modifikation und wurde schließlich revolutioniert durch die bahnbrechenden Erkenntnisse der neuen Physik. Albert Einsteins Relativitätstheorie, seine neue Betrachtungsweise der elektromagnetischen Strahlung und die experimentelle Erforschung der Atome bzw. die Quantentheorie brachten sensationelle und nicht erwartete Zusammenhänge zutage, die mit der herkömmlichen Terminologie der Physik nicht mehr angemessen beschrieben werden konnten. Auf der atomaren und subatomaren Ebene verhält sich »Materie« nicht mehr nach dem traditionellen Kausalitätsprinzip und damit vorherbestimmbar, eine Wirkung – beispielsweise der Sprung eines Elektrons auf eine andere Bahn – hat keinen direkten, lokalen Auslöser, sondern sie beruht auf einer unmittelbaren nichtlokalen Beziehung zum Universum als Gesamtheit. Darüber hinaus erwiesen sich die subatomaren Teilchen keineswegs als feste Körper im Sinne der klassischen Physik, sondern erschienen abhängig vom Betrachter einmal als Teilchen und einmal als Welle. Dieses Phänomen traf auch auf das Licht zu, das als Teilchen oder als elektromagnetische Schwingung definiert werden konnte.

Die Struktur der Materie wurde im Verlaufe der Forschun-

* Nach Cartesius, der latinisierten Form des Namens Descartes.

gen immer mehr als vergleichbar mit der Struktur des Geistes erkannt, besonders der amerikanische Physiker David Bohm stellte erstaunliche Vergleiche zwischen den Vorgängen auf Quantenebene und Denkprozessen her. Schon vorher veranlaßte diese Erkenntnis den englischen Mathematiker und Astrophysiker James Jeans zu der Feststellung: »Heute besteht ein großes Maß an Übereinstimmung, ... daß der Strom unserer Erkenntnisse sich in einer nicht-mechanischen Wirklichkeit bewegt; das Universum beginnt mehr wie ein großer Gedanke denn wie eine große Maschine auszusehen.«* Und Albert Einstein formulierte den Satz, daß Materie nichts anderes als »gefrorene Energie« ist.

Aber schon wenn man sich die Größenverhältnisse innerhalb eines Atoms vergegenwärtigt, zerplatzt die Illusion, daß es sich bei Materie – gleich, welcher Art – um »feste« Körper handeln kann. Um sich einmal klarzumachen, wie wenig an einem Atom eigentlich aus »Stoff« besteht, kann man sich den Atomkern beispielsweise eines Wasserstoffatoms so groß wie einen Fußball vorstellen. Wenn man die Größenverhältnisse innerhalb des Atoms jetzt überträgt, sind die Elektronen in dem vergrößerten Modell so klein wie Staubkörner und kreisen in einer unvorstellbaren Geschwindigkeit in einem Abstand von 10 Kilometern um den Ball herum. »In dem (gedachten) festen Stoff, den diese luftigen Atome bilden, liegen die Fußballkerne mehr als 20 Kilometer voneinander entfernt, und alles, was dazwischen existiert, sind einzelne wirbelnde Staubkörner!«**

Ein Versuch, der einen von Zeit und Raum unabhängigen

---

* Zitiert nach Capra, Fritjof: *Wendezeit*, Bern 1982.
** Vgl. Dammann, Erik: *Erkenntnisse jenseits von Zeit und Raum*, Knaur-Tb. 4210.

Zusammenhang nachweist und nach Meinung vieler Physiker als eine der bislang grundlegendsten Entdeckungen in der Wissenschaft bezeichnet werden kann, geht auf das sogenannte EPR-Gedankenexperiment zurück. Das Kürzel steht für die Namen Einstein, Podolsky und Rosen. Obwohl die moderne Physik mit den Theorien Einsteins ihren Anfang nahm, blieb der Physiker zeit seines Lebens dem kartesianischen Weltbild verhaftet, und wenn er auch im nachhinein die Richtigkeit der Quantentheorie zugab, glaubte er, daß die Zusammenhänge irgendwann einmal nach dem herkömmlichen kausal-deterministischen Prinzip beschrieben werden könnten, wenn nur die unbekannten Variablen erkannt würden.

Im Jahre 1935 also verfaßte Einstein mit den obengenannten Physikern eine Schrift, in der er skizzierte, daß die Wirklichkeitsbetrachtung der Quantenphysik nicht vollständig sei. Der Widerspruch zwischen der Quantentheorie und den Wirklichkeitstheorien der drei Autoren dieser Studie wird auch als EPR-Paradoxon bezeichnet. David Bohm versuchte, diesen Widerspruch aufzulösen, doch der entscheidende Schritt gelang dem Physiker John Bell, der im Jahr 1965 ein Theorem formulierte, das die Unvereinbarkeit der kartesianischen Auffassung von einer aus einzelnen Teilen zusammengesetzten Welt mit der Quantentheorie nachwies und die Position Einsteins widerlegte.

Die Technik war jedoch erst später in der Lage, Bells Theorem bzw. das EPR-Paradoxon zu prüfen. Anfang der achtziger Jahre schließlich konnte beispielsweise eine Gruppe, die von dem französischen Physiker Alain Aspect geleitet wurde, Ergebnisse einer Versuchsreihe vorlegen, die die Richtigkeit der in der Quantentheorie dargestellten Voraussagen bestätigte. Auch andere Forscher führten ähnliche Experimente mit dem gleichen Resultat durch. In dem Versuch wurden Photonen, das sind die kleinsten Teilchen elektromagnetischer Strahlung, in unterschiedliche Richtungen abgeschossen. Es handelt sich dabei um symmetrische Zwillingsphotonen: Sie besitzen eine entgegengesetzte Bewegungsrichtung und Schwingung. Dabei machte man die Beobachtung, daß Veränderungen, die mit dem einen Zwillingsphoton geschahen, auch bei dem anderen eintrafen, und das ohne eine räumliche Verbindung und ohne die Übermittlung von Signalen, die schneller als die Lichtgeschwindigkeit hätten sein müssen. Wenn die Schwingung des einen Photons in einer unvorstellbaren Entfernung von dem anderen beeinflußt würde, reagierte das andere dennoch mit einer entsprechenden symmetrischen Änderung – eine Symmetrie, die unabhängig von Zeit und Raum zustande kommt.

Natürlich sind die geschilderten Sachverhalte wesentlich komplexer, als es – allein vom Raum her – in einem einleitenden Kapitel für ein Buch über Baumenergien dargestellt werden kann. Es geht aber zunächst einmal darum anzudeuten, wie sich auch aus naturwissenschaftlicher Sicht Erklärungsmodelle entwickeln lassen für Phänomene, die den Mystikern aller Zeiten auf der ganzen Welt schon lange bewußt sind. Die in der modernen Physik gewonnene Erkenntnis, daß es »feste Materie« im eigentlichen Sinne gar nicht gibt, ist in der indischen Philosophie schon seit Urzeiten bekannt. Dort wird die Welt, wie wir sie wahrnehmen, Maya, Schein, genannt.

Wenn die Welt also aus Atomen besteht, die auf einer gewissen Wellenlänge schwingen, kann man sich auch vorstellen, daß es verschiedene Dimensionen gibt. Sie existieren alle gleichzeitig, sind miteinander verbunden und unterscheiden sich lediglich durch die Frequenz ihrer Schwingung. Ähnlich wie bei einem Radiogerät hat man zwar nur einen »Sender« eingestellt, aber alle anderen sind natürlich trotzdem da, auch wenn wir sie zur Zeit nicht wahrnehmen.

Unser gesamtes Universum »funktioniert« nach einem vergleichbaren Prinzip. Die Erde hat wie das Radiogerät unterschiedliche Parallelwelten, die wir normalerweise nur deshalb nicht wahrnehmen, weil sich das menschliche Bewußtsein auf eine bestimmte Frequenz eingependelt hat. Wir befinden uns jedoch in einer Zeitenwende, in welcher der Menschheit ein gewaltiger Evolutionssprung bevorsteht. Für die Erde als Planeten gibt es zwei kritische Bewegungen: das astronomische Vorrücken der Erde innerhalb des Universums und die Schlingerbewegung der Erdachse, die an gewissen Punkten und in gewissen Zeitabständen mit enormen Veränderungen in Verbindung gebracht werden. Wie die Planeten unseres Sonnensystems elliptische Bahnen um die Sonne ziehen, so rotiert auch das gesamte Sonnensystem in unserer Galaxie, der Milchstraße. Während die Erdrotation uns als kleiner Zyklus Tag und Nacht beschert, läßt sich aus der Bewegung der Erde um das Zentrum der Galaxie ein mit Tag und Nacht vergleichbarer großer Zyklus ableiten, nur dauert dieser nicht einen Tag, sondern fast 26000 Jahre. Beim einen Scheitelpunkt, der Bewegung weg vom Galaxiezentrum, kann man von einem kosmischen Nachteinbruch und beim anderen Scheitelpunkt, hin zum Galaxiezentrum, von einem kosmischen Tagesanbruch sprechen. Diese Scheitelpunkte sind die wirklich kritischen Phasen auf dem großen Zyklus. Denn sie ziehen Veränderungen der magnetischen Pole der Erde und Veränderungen der atomaren Schwingungsfrequenzen mit sich, was zu gewaltigen Erdbewegungen und gleichzeitigen Veränderungen im Bewußtsein der Menschen und Lebewesen führt. Und genau an einem solchen Wendepunkt des kosmischen

Tagesanbruchs stehen wir heute, an welchem wir und die Erde aus einem absoluten Tiefschlaf (die letzten zweitausend Jahre dieser Epoche werden auch Fischezeitalter genannt) wieder aufwachen und in ein neues, viel bewußteres Zeitalter (Wassermann- bzw. New-Age-Zeitalter) eintreten.

Was ein solcher Übergang für die Erde und Natur bedeutet und welche Auswirkungen Polverschiebungen haben, wird vielfach unterschätzt. Seit Jahrmillionen haben sich die magnetischen Pole der Erde immer wieder verschoben und durch gewaltige Umwälzungen auf der Erde oder unter Wasser die topographische Oberfläche verändert. Im Extremfall, einem abrupten Polsprung mit magnetischer Umkehrung der Pole, wird dabei das Erdmagnetfeld zerstört, die Erdoberfläche driftet mit Überschallgeschwindigkeit ab und wird zerrissen, und Winde mit Geschwindigkeiten von über 1500 Kilometern pro Stunde fegen über die gesamte Erde. Es gibt viele Menschen, die noch in diesem Jahrzehnt einen Polsprung erwarten und aus welchen Gründen auch immer ein Endzeitszenario postulieren (und vermarkten). Davon gehen wir nicht aus, als Optimisten rechnen wir mit einer schrittweisen, »sanften« Anpassung. Aber auch wenn das Magnetfeld der Erde intakt bleibt, führt das wechselseitige Spiel von Gesteinen, Gasen, Wärme und Flüssigkeit, das von Gravitations- und magnetischen Kräften im Sonnensystem beeinflußt wird, zu unterirdischen Bewegungen, die wiederum weitere Bewegungen, Erdbeben und Vulkanausbrüche auslösen.

Polverschiebungen bewirken aber auch (in einem direkten mathematischen Zusammenhang) Verschiebungen der Dimensionen, die wiederum Bewußtseinsveränderungen nach sich ziehen. Dimensionsverschiebung heißt, daß die Wellenlänge unseres Planeten und unserer physischen Körper kürzer und unsere Schwingungsenergie höher als vorher sein wird (vergleichbar mit der Taktfrequenz von elektronischen Bauteilen). Wir entwickeln uns in eine höhere Dimension, welche einige Besonderheiten mit sich bringt: Alles beschleunigt sich – inklusive aller geistigen Gesetze, die das Leben aufrechterhalten. Das Leben wird dadurch schneller und auch direkter. Wer konstruktiv lebt, zieht schneller Konstruktives an und kann sein Leben wesentlich aktiver gestalten. Aber auch das Umgekehrte funktioniert mit der gleichen Geschwindigkeit. Der aktuelle Zustand ist mit einem »Wellensalat« im Rundfunk vergleichbar. Die Erde selbst schwingt seit einigen Jahren in immer höheren Frequenzen (ausschlaggebend soll auch eine Sonnenexplosion im Jahre 1972 gewesen sein). Wir Menschen stecken größtenteils aber noch in der begrenzten Dimension und schwingen nur teilweise schon mit höheren Frequenzen.

Wie wir zu Beginn des Kapitels darzustellen versucht haben, erleben wir heute – auch aufgrund der Dimensionsverschiebung – gedankliche Revolutionen, die eindeutig die Grenzen der mechanistischen Weltanschauung offenbaren. Dies wird zu einer ganzheitlichen, organischen und ökologischen Sicht der Welt führen, die große Ähnlichkeit mit den Anschauungen der Mystiker verschiedener Zeitalter und Überlieferungen aufweist. Zwischen der spirituellen Revolution, die wir zur Zeit erleben können, und der modernen Physik, die uns ein neues Weltbild brachte, gibt es starke innere Zusammenhänge. Immer mehr Bausteine kommen aus verschiedenen – einstmals getrennten – Wissens- und Glaubensgebieten zusammen und formen ein neues Denken und Weltbild, das einen Körper und die Realität als Resultat eines ganzheitlichen, geistigen und spirituellen Prozesses sieht. Aus unserer Sicht ist es für das zukünftige menschliche Leben enorm wichtig, diese Zusammenhänge zu kennen. Gedanken, Gefühle und Taten haben vor diesem Hintergrund nämlich viel mehr Macht, als wir uns heute vorstellen können.

Im kleinen können diese ganzheitlichen Ansätze schon bald zum Allgemeinwissen zählen. Die Erkenntnis beispielsweise, daß Krankheiten von der Seele als Weg und Korrektiv benutzt werden, findet immer mehr Zustimmung. Jede Krankheit ist stets das Resultat eines Defizits oder einer Verletzung auf seelischer Ebene, die sich physisch äußert. Ähnliche Prozesse geschehen in der gesamten »belebten« und »unbelebten« Natur.

Das holistische Weltbild (griech. *hólos* = »ganz, völlig«), vor dessen Hintergrund solche Phänomene verständlich werden, wird mit Sicherheit sukzessive unser heutiges, materialistisch geprägtes Weltbild ablösen und die mentale Basis für ein Leben in höheren Dimensionen darstellen. Unter anderen haben der bereits erwähnte David Bohm und der Hirnforscher Carl Pribram die These aufgestellt, daß das Universum, also auch das Gehirn, wie ein Hologramm funktioniert. Bei der Holographie (Laserfotografie) wird die Interferenz (Überlagerung) von zwei Strahlen eines vorher gespaltenen Laserstrahls, von denen einer ein Objekt beleuchtet, auf einem Diafilm festgehalten. Wenn man in umgekehrter Richtung einen Laserstrahl durch dieses Dia projiziert, entsteht ein dreidimensionales Bild des fotografierten Gegenstands. Das Verblüffende daran ist nun, daß selbst auf jedem kleinen Bruchstück dieses Dias ebenfalls eine vollständige dreidimensionale Abbildung des fotografierten Gegenstands vorhanden ist. Jeder Teil des Hologramms enthält also alle Informationen über das Objekt. Übertragen auf das Universum, wird durch diese Zusammenhänge die alte esoterische Erkenntnis symbolisiert, daß alles in allem enthalten ist.

Alles ist Energie oder Licht. Licht ist ein Energiespektrum, das in seiner Schwingungsintensität variiert und sich entwickelt. Auch Menschen bzw. Lebewesen nehmen nicht nur Energie von außen auf, sondern sind selbst Licht und reine Energie. Die Organe des physischen Körpers bestehen aus Geweben, die Gewebe aus verschiedenartigen Zellen und die Zellen aus Molekülen. Die Moleküle setzen sich aus Atomen zusammen und die Atome wiederum aus vibrierenden, herumwirbelnden Energiefeldern, deren Schwingungsfrequenz sich erhöht. Und diese Frequenzbeschleunigung hat – wie wir bereits gesehen haben – physische und bewußtseinsmäßige Auswirkungen auf alle Lebensbereiche, ebenfalls auf die Zeit. Denn auch die Zeit selbst, die nur eine »Illusion« ist und in Verbindung mit der Vorstellung eines »Raums« existiert, und nicht nur das Zeitempfinden, hat sich beschleunigt. Und selbst der britische Physiker Stephen Hawking, der als einer der brillantesten Wissenschaftler der Gegenwart gilt, hat zum Beispiel kürzlich seine Meinung über Zeitreisen geändert. Er hält heute Reisen durch verschiedene Zeiten nicht nur für denkbar, er hat auch die britische Regierung ermuntert, Forschungsmittel für diesen Bereich zur Verfügung zu stellen.

Wenn Masse nichts anderes als eine Form von Energie ist, dann ist alles, was existiert, Energie. Alle Lebewesen sind Energiewesen und im Prinzip aus demselben »Stoff« wie die übrige Natur, die Planeten und Sterne. Diese Energien sind sehr fein, so fein, daß es ein wenig Training braucht, sie nicht nur zu spüren, sondern wirklich sehen zu können. Im Grunde genommen kann jeder lernen, auch die Energiefelder um Lebewesen, sogar um gewisse Konstruktionen und Gegenstände, zu sehen.

Im holistischen Weltbild werden die materiellen Aspekte und die unsichtbaren, feinstofflichen Welten im Gesamtzusammenhang erfaßt. Ein weiteres Merkmal ist, daß nach diesem Weltbild die Außenwelt gar nicht real existiert, sondern vergleichbar der Computerwelt ein Scheinbild (virtuelle Realität) aus lauter Punkten und ein Spiegel der eigenen Gedanken und Gefühle ist. Die Unterscheidung zwischen dem Ich und dem Nicht-mehr-Ich steht dadurch nicht mehr im Vordergrund, da alles Wahrgenommene ein Teilaspekt des eigenen Seins ist. Wie im Großen, so im Kleinen, wie im Außen, so im Innen – so lauten die Gesetze der Analogie und Resonanz. Wenn mich die Umweltverschmutzung bedrückt, erfaßt der Gedanke im holistischen Weltbild nicht mehr primär die Außenwelt (die Welt ist krank), sondern er interpretiert die Krankheit in der Außenwelt als Spiegel des eigenen Seelendefizits (die kranke Welt, die ich wahrnehme, bedeutet, daß *ich* bzw. die Menschheit Heilung braucht). Um im holistischen Weltbild zu bleiben und dieses Beispiel weiterzuführen, müssen wir im Zusammenhang mit den Baumenergien also zwei grundsätzliche Fragen stellen: Was wäre ein mögliches Prinzip der Bäume innerhalb uns Menschen? Und zweitens: Woran könnten wir Menschen kranken, wenn die Natur und unsere Bäume krank sind? Um ein mögliches, weitergehendes Baumprinzip verstehen zu können, wollen wir uns zunächst einer grundlegenden Funktionsweise der Bäume bewußt werden: Die Bäume holen mit den Wurzeln etwas aus der Erde und tragen es bis hinauf in ihre Wipfel. Mit ihren Wipfeln nehmen sie Licht und Gase auf, was sie wiederum in ihre Wurzeln leiten. Mit den Wurzeln tief unter uns (dem Irdischen), mit der Krone hoch über uns (dem Transzendenten) stehen sie zwischen Himmel und Erde, und ihr Stamm bildet die Brücke. Im Grunde genommen gibt es nur eine Kraft, die grundlegende Sicherheit und Leben vermitteln kann und dies auch in jedem Moment tut. Ob aus der Sicht der Religion, der Metaphysik oder der modernen Naturwissenschaft, es handelt sich dabei um eine Urkraft, eine Energie der universellen Schöpferkraft und Liebe oder Urquelle – wie auch immer man es sagen will. Es ist die Kraft, die alles geschaffen hat, was ist. Und das ist genau die Kraft, die auch in den Bäumen steckt. Die Bäume erinnern uns an sie und zeigen uns sogar ihre verschiedenen Facetten.

Auch Holz ist ein Stück formgewordenes Licht, bei dem es sich um hohe Schwingungen und intelligentes Sein handelt. Jedes Licht hat seine eigene Farbe und Schwingungsfrequenz und drückt dadurch ganz bestimmte Facetten des universellen Prinzips aus. Die Bäume sind ein Tor zur geistigen Entwicklung, gewissermaßen zum Leben auf einer höheren Dimensionalität, Schwingung oder Oktave. Von den Bäumen können wir lernen, daß die Schöpfung Fülle ist und wir alle eins sind. Bäume können uns zu dem zurückbegleiten, was wir einmal Paradies genannt haben, und weil Bäume diesem harmonischen Urzustand noch viel näher stehen, können wir über die Baumenergien Verbindungen schaffen.

Energetische Verbindungen zu Edelsteinen beispielsweise haben wir schon seit geraumer Zeit entdeckt. Eine solche Verbindung zu Bäumen und Hölzern ist uns bisher aber eher fremd. Holz gibt es im Vergleich mit den kostbaren Edelsteinen in Fülle, es erscheint nicht wertvoll, und vielleicht nehmen wir es deshalb nicht wahr, obwohl uns die Bäume schon entwicklungsgeschichtlich weitaus näher als Edelsteine stehen. Bäume wachsen für jeden sichtbar mitten unter uns. Jeder kann sie anfassen und spüren und selbst die Erfahrung machen, was ihm der Baum bringt. Und diese Erfahrung kann zu einer wundersamen Entdeckungsreise werden. Die nordamerikanischen Indianer waren sich des Vorhandenseins solcher Kräfte bewußt. Bei Bedarf zogen sie sich in die Wälder zurück und lehnten sich mit ausgestreckten Armen an den Stamm einer Kiefer, um sich auf diese Weise mit der feinstofflichen Energie der Pflanze aufzuladen.

Dabei vermögen wir aus einem Potential zu schöpfen, das man im Sinne des Schweizer Psychoanalytikers C. G. Jung als »kollektives Unbewußtes« oder »Unterbewußtsein« bezeichnen kann. Die moderne Biologie spricht von morphischen oder morphogenetischen (= gestalt-, formgebenden) Feldern: Sämtliche selbstorganisierenden Systeme aller Komplexitätsgrade – also Moleküle, Kristalle, Zellen, Gewebe, Organismen und Gesellschaften von Organismen – sind von diesen sogenannten morphischen Feldern organisiert. Sie haben einen evolutionären Charakter, lernen, entwickeln sich weiter und werden vererbt. Sie sind gewissermaßen das Gedächtnis der Natur: »Das Universum richtet sich nicht nur nach unveränderlichen starren Mustern, sondern folgt auch ›Gewohnheiten‹ – Mustern, die im Lauf der Zeit durch die Wiederholung von Ereignissen entstehen. Jeder Form und jedem Verhalten liegen neben genetisch bedingten Ursachen unsichtbare Konstruktionspläne zugrunde – transzendente ›morphogenetische Felder‹ prägen und steuern die gesamte belebte wie unbelebte Schöpfung. Und obwohl diese Felder frei von Materie und Energie [im physikalischen Sinne] sind, wirken sie doch über Raum und Zeit – und können auch über Raum und Zeit hinweg verändert werden. Eignet sich ein Angehöriger einer biologischen Gattung ein neues Verhalten an, wird sein morphogenetisches Feld verändert. Behält er sein neues Verhalten lange genug bei, beeinflußt die ›morphische Resonanz‹, eine Wechselwirkung zwischen allen Gattungsangehörigen, die gesamte Gattung...«*

* Sheldrake, Rupert: *Das schöpferische Universum*, München 1984.

Das Konzept der morphogenetischen oder morphischen Felder läßt sich also auf alle Lebewesen und Organisationsformen übertragen. Wir Menschen selbst haben als Individuen nicht nur höhere (im Sinne von höherschwingende) Bewußtseinsebenen – Wirklichkeiten nichtphysischer oder materieller Art. Wir haben auch als Gemeinschaft ein kollektives Bewußtsein und Unbewußtes, das sich entwickelt, weitergegeben wird und im Grunde genommen allen zugänglich ist. Wir stehen mit den nichtphysischen Komponenten unserer physischen Körper, mit den nichtmateriellen Wirklichkeiten, in Wechselbeziehung. Diese höheren Wirklichkeiten beginnen mit unserer Realität, und mit jeder darüberliegenden Ebene vergeistigen sich unsere Erfahrungen. Im Meditieren geübte Menschen können sich leicht in Sinneszustände versetzen, in denen sie eine Verbindung zu diesen höheren Welten aufnehmen und sie auf unsere physische Ebene transformieren können.

Dasselbe gilt auch für Pflanzen und Bäume, die als sehr hohe Entwicklungsform – natürlich mit einer anderen Ausprägung als Menschen – betrachtet werden dürfen. Pflanzen und Bäume sind als »Kollektiv« ein Sammelpunkt für die Erde, und sie speichern all diejenigen Qualitäten, die wir als menschliche Ideale sehen. Weil das Pflanzenreich Energie oder Licht als Sammelbecken und Katalysator in die physischen Ebenen des Mineral-, Tier- und Menschenreichs leitet, hat es viel zum Leben auf der Erde beigetragen und die Entwicklung nachhaltig verstärkt.

Neben der Frequenzerhöhung zu Beginn des Wassermannzeitalters haben auch die Pflanzen (und einige ausgewählte Energien und Menschen) der Erde ermöglicht, so viel Licht und Energie zu sammeln, daß sich die Schwingungsfrequenz noch weiter erhöhen konnte. Dadurch ist unser Planet schneller in die neue Realität eingetreten und

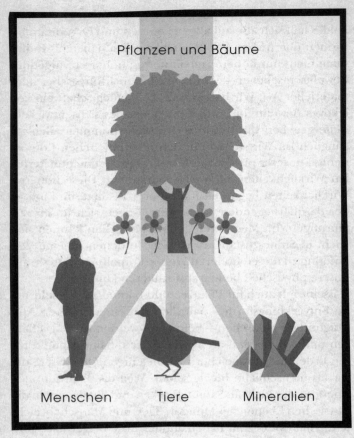

Pflanzen und Bäume

Menschen Tiere Mineralien

Abbildung 1: Zusammenhänge der verschiedenen Reiche

funktioniert jetzt auf einer erweiterten und widerstands-
freieren Grundlage, welche aber auch Anpassungsproble-
me mit sich bringt. Ein höherer Fluß an Energie und eine
direktere Manifestation der Gedanken und Gefühle bewirkt
bei vielen Menschen physische, psychische und mentale
»Schmerzen«, sie hat aber auch zu einer allgemeinen Öffnung beigetragen. Je nachdem, wie hoch ein menschlicher
Körper schwingt (und diese Schwingung läßt sich durch
Techniken und Übungen kontinuierlich erhöhen), ist die
kommunikative Verbindung zwischen uns Menschen und
beispielsweise dem Pflanzenreich kaum spürbar oder sehr
weit geöffnet.

Durch diese Öffnung ist auch das vorliegende Buch entstanden. Wir konnten mit den kollektiven Bewußtseinsebenen der Bäume Kontakt aufnehmen und ihre Botschaften
empfangen. Diese Botschaften sind in diesem Buch teilweise »wörtlich« enthalten, und wenn Sie, lieber Leser, die Worte manchmal vielleicht als etwas blumig empfinden, liegt es
daran, daß sie dem Pflanzenreich entstammen.

2 Bäume, Holz und Menschen

Das Alter der Erde wird auf fünf Milliarden Jahre geschätzt, seit etwa 320 Millionen Jahren gibt es Bäume, und vor fünfeinhalb Millionen Jahren haben die ersten menschenähnlichen Wesen existiert. Inoffizielle Quellen sprechen davon, daß die Erde weit älter ist und es bereits vor 500 Millionen Jahren sehr fortgeschrittene Zivilisationen gegeben haben soll. Das können aber auch keine gesicherten Angaben sein, schon allein weil die Akasha-Chronik (das kosmische oder Weltengedächtnis nach theosophischer Auffassung) »nur« etwa fünfeinhalb Millionen Jahre zurückreicht. Wie auch immer, uns geht es vor allem darum festzustellen, daß die Bäume in jedem Fall deutlich älter als unser Menschengeschlecht sind.

Vor 430 Millionen Jahren sollen die Kontinente riesige Wüsten gewesen sein – so öd und kahl, wie wir unsere Nachbarplaneten mit unseren Augen sehen bzw. sie uns vorstellen. Durch die Evolution vieler Pflanzenarten bekamen weite Landstriche nach und nach genügend Wasser. Die Vorläufer der Bäume entwickelten sich aus solchen Pflanzen, die im Wasser lebten. Stützende Gewebe in Stengeln, Stämmen und Wasserleitgewebe ermöglichten das Wachstum aus dem Wasser in die Höhe und die endgültige Entwicklung bis hin zu Bäumen. Aber es sollen noch einmal hundert Millionen Jahre vergangen sein, bis sich die Bäume »ans Land wagten« und sich riesige Wälder über die Kontinente ausdehnen konnten (und auch da nur in Feuchtgebieten).

Die ersten »Bäume«, beispielsweise der Schuppenbaum oder Sigelbaum, waren großwüchsige Farne und Schachtelhalme, die sich durch Sporen fortpflanzten. Sie entstanden in der Karbonzeit mit der Steinkohle. Im Verlauf der weiteren Erdgeschichte – immer noch lange vor den Dinosauriern – wurden die dominierenden Farne durch Nacktsamer abgelöst. Das Erfolgsgeheimnis dieser Waldbäume bestand in ihrer Vermehrung durch Samen, die Nährstoffe für die Entwicklung des Keimlings enthielten und die Austrocknung verhinderten. Das war der Grund, daß die Bäume die Feuchtgebiete verlassen und trockene Gebiete besiedeln konnten.

Diese ersten Bäume waren Nadelbäume und Ginkgogewächse. Im australischen Wollemi-Nationalpark wurde in einer unzugänglichen Schlucht erst kürzlich eine 150 Millionen Jahre alte Kiefernart entdeckt. Die 40 Meter hohen Stämme sehen aus, als wären sie von riesigen Schokoladetafeln überzogen, die Nadeln scheinen aus Wachs zu sein. Viel später, erst in der Kreidezeit vor 135 Millionen Jahren, entstanden frühe Laubbäume wie Weiden, Buchen, Birken, Ulmen und Haselnuß.

In diesem Zusammenhang sind wie gesagt nicht die unfaßbaren Zeiträume maßgebend, sondern die Tatsache, daß auf der Erde bereits viele der heutigen Baumarten gewachsen sind, bevor unser Menschengeschlecht entstanden ist. Das läßt in aller Deutlichkeit den Schluß zu, daß Pflanzen und Bäume überhaupt nicht auf Menschen angewiesen sind. Im Gegenteil, es sind die Menschen, die von der Existenz der Pflanzen und Bäume abhängig sind. Es ist möglich, daß ein Mensch einige Wochen ohne Nahrung und mehrere Tage ohne Flüssigkeitszufuhr überleben kann. Aber nur wenige Minuten ohne Luft können zu irreparablen Gehirnschäden oder zum Tod führen.

Wir denken, daß sich die Menschen dieser Abhängigkeit im Sinne einer Wechselwirkung einst in größerem Maße bewußt waren, denn nicht nur in der christlich orientierten Welt, sondern in nahezu allen Weltreligionen und Philosophien spielt der Baum auch in symbolischer Hinsicht eine wichtige Rolle. Einige Beispiele sind der Baum des Lebens und der Baum der Erkenntnis von Gut und Böse in der Bibel, der Lebensbaum der mystisch-jüdischen Kabbala mit seinen zehn Sephirah genannten Sphären oder Emanationen, der Bodhi-Baum, unter dem Buddha erleuchtet wurde, oder Yggrasil, die Weltenesche der germanischen Mythologie.

Für unsere Vorfahren standen Bäume in direktem Zusammenhang mit Göttern, und die Götter wurden auch dort verehrt, wo sie am meisten gespürt wurden: direkt unter den Bäumen, meistens unter einem bestimmten Baum. Erst viel später wurden Gotteshäuser, Tempel und Kirchen erbaut.

Aufgrund seiner Struktur und Kraft war der Baum der Inbegriff für Mutter Natur und gleichzeitig die Achse, die das unterste und oberste Leben verband. Er war Mittler zwischen Himmel, der Erde und der dämonischen Unterwelt. Die Krone beschirmte die Welt, in den Wipfeln wohnten die Götter, meist Göttinnen, und die Wurzeln gingen nach unten in die unsichtbare und mysteriöse Unterwelt des Lebens. Die Bäume sind nicht nur symbolisch, sondern auch physisch die Mittler zwischen Himmel und Erde. Mit seinen Zweigen und Blättern empfängt der Baum, einer Antenne ähnlich, kosmische Strahlen und bringt sie in eine Form, die unsere physischen Körper zum Leben brauchen. Er transformiert Licht und Energie in Sauerstoff und entzieht der Luft gleichzeitig das für Menschen (und viele Tiere) giftige Kohlendioxid. Bäume und Wälder sind unsere großen grünen Lungen. Sie schenken uns gesunde Luft zum Atmen und verbinden uns über die Luft mit der Umwelt.

Bäume sind auch unsere »Klimaanlagen« – an heißen und trockenen Tagen kühlen sie und liefern Feuchtigkeit, und bei starken Regenschauern arbeiten sie genau umgekehrt. Sie entziehen der Luft Feuchtigkeit und halten das Regenwasser wie ein Schwamm zurück. Dabei funktionieren sie gleichzeitig als Wasserfilter. Mit ihrem Wurzelwerk und dem Humus rund um die Wurzeln entziehen sie dem Wasser Gifte und Verunreinigungen, bevor es als Grundwasser versickert. Und mit dem Stamm leitet der Baum auch kosmische Strahlen direkt in die Erde und versorgt sie mit Energie aus dem Universum.

Bäume liefern uns und den Tieren auch Nahrung. Die für uns eßbaren Baumfrüchte bestehen zum großen Teil aus reinem (gefiltertem) Wasser und im Grunde genommen direkter hoher Energie. Obst und Früchte zählen als natürliche Lebensmittel zu den Nahrungsmitteln höchster Qualität, da sie weder mechanisch noch chemisch verändert worden sind. Des weiteren liefern die Bäume Brennholz (Wärme), Nutzholz (als eines der wichtigsten Grundmaterialien überhaupt) und Ausgangsmaterial für verschiedene Heil- und Konservierungsmittel.

Diese verschiedenen Kreisläufe funktionieren seit Jahrmillionen mehr oder weniger reibungslos. Es gab im Verlauf der Geschichte zwar immer wieder drastische Veränderungen der Umweltbedingungen, etwa durch die Polverschiebungen. Aber heute, im 20. Jahrhundert nach Christus, ist es das erste und einzige Mal, daß die ganze Erde mit allen Kreisläufen durch menschliches Einwirken so aus dem Gleichgewicht ist, daß eine allumfassende Katastrophe drohen könnte. Eine menschliche Katastrophe.

Das mechanistische Weltbild mit der Unterwerfung der

Natur und dem technischen Fortschritt haben uns das gebracht, was wir Zivilisation nennen. Es hat uns auch an den Rand des Bankrotts geführt – des materiellen wie des immateriellen, psychologischen und sozialen. Natürlich gab es immer Kritiker, die schon vor Jahrhunderten auf die Problematik der fortschreitenden Zivilisation hingewiesen haben. Damals waren es aber überwiegend soziale Probleme, die man als Konsequenz des Maschinenzeitalters befürchtete. Heute kommen die Bedrohung der Umwelt, der Gesundheit (mit den entsprechenden finanziellen Auswirkungen), der Zusammenbruch politischer und wirtschaftlicher Systeme, eine Verarmung ganzer Gesellschaftsschichten und eine zunehmende Zahl von Arbeitslosen und Unterstützungsbedürftigen dazu.

Es gibt heute auf der Erde buchstäblich keinen Ort mehr, an dem nicht toxische Rückstände im Boden, im Wasser und in den Geweben der Lebewesen zu finden sind, auch wenn an diesen Orten nie eine direkte Immission oder Verseuchung stattgefunden hat. Die Chronosphäre, die Ionosphäre und die Erdatmosphäre sind für (mindestens) Jahrhunderte durch radioaktive und andere Rückstände verunreinigt. In der Atemluft finden sich Industrie-, Motoren- und andere Emissionen. Das Wasser der Seen, Bäche, Flüsse, ja ganzer Meere ist durch Kanalwässer, Waschmittel, Pflanzenschutzmittel, Industrierückstände und Mineralöl verschmutzt. Der Boden und die Pflanzenwelt, die wie chemische Stoffe behandelt werden, sind durch einseitige Mineraldüngung und unkontrollierte Anwendung von Pestiziden, Fungiziden und Bioziden vergiftet. Und davon sind alle Lebewesen betroffen, im Mineralreich, Menschenreich, Tierreich und Pflanzenreich. Alles scheint krank.

In diesem Zusammenhang ist es äußerst wichtig, sich bewußt zu sein, daß Krankheiten Informationsträger und Entwicklungsprozesse sind. Beim Ausbruch der Krankheit beginnt – so paradox es klingen mag – der Gesundheitsprozeß. Wenn der Mensch die Anzeichen einer Krankheit nicht erkennt oder sie ignoriert, übernimmt irgendwann eine höhere Kraft die Regie und sorgt für einen »zwangsläufigen« Heilungsprozeß. Wenn wir Veränderungen der Gesellschaft oder der Umwelt begreifen und die Zeichen erkennen wollen, reicht es nicht, Kausalketten aufzuzählen und Symptome herauszufinden, sondern wir sollten alles unter dem Gesichtswinkel lebendiger, organischer Lebewesen betrachten. Insofern kommen wir auf die Grundursachen, die so bekannt sind, daß wir sie bald nicht mehr hören können, weil sie im Sinne von Anklagen und nicht Lösungen dastehen: »falsche Einstellungen« zum Leben, Festhalten an Althergebrachtem, an Gewohnheiten und Verdrängung der wirklichen Probleme und Zusammenhänge. Das klingt wirklich nicht sonderlich konstruktiv.

Aus unserer Sicht sind die ganzen Mißstände eine direkte Folge der Konzentration auf die Außenwelt und der Vernachlässigung der inneren Werte, und in dieser Feststellung steckt auch schon der Schlüssel zur Gesundung: die Entdeckung und Entwicklung der inneren Werte. Die Menschen der heutigen Zeit sind sich teilweise schon stark bewußt, daß sie in ihren Gedanken, Gefühlen, der Lebensweise und im Umgang mit anderen Wesen krank und degeneriert sind. Die Erkenntnis, daß die Natur diesen Zustand spiegelt, ist den meisten aber neu. Das Universum basiert auf einfachen Prinzipien und Bauplänen, die sich durch alle Dimensionen ziehen – konsequent nach dem Grundsatz »Wie unten, so oben, wie im Kleinen, so im Großen...« Und die Krankheitsursachen sind im Großen wie im Kleinen identisch.

Aus unserer Sicht ist der Genesungsprozeß bereits in vollem Gange und wird immer schneller laufen, weil die Beschleunigung der atomaren Schwingungsfrequenz nach dem Resonanzgesetz als Katalysator wirkt. Immer mehr Menschen ist klar, daß Leben und Kommunikation wechselseitigen Respekt voraussetzen. Albert Schweitzer sprach von Ehrfurcht vor dem Leben. Menschen können (zum Beispiel in diesem Buch) lernen, mit Tieren, Pflanzen, Landschaften, mit der Natur zu kommunizieren. Dies ist die Voraussetzung für jede Ökologie, wie sie heute für das Überleben in allen Bereichen wichtig geworden ist. Noch werden in jeder Minute auf der Welt weiterhin 40 Hektar Regenwald vernichtet, das entspricht einer Größe von über fünfzig Fußballfeldern. Das müssen wir ändern, und das können wir relativ schnell tun, wenn wir unser Bewußtsein gegenüber Baum und Wald ändern. Bei der Abholzung der Regenwälder geht es ganz eindeutig um prioritäre und mittelfristige Überlebensfragen. Computersimulationen beweisen, daß weniger Regenwaldfläche die Niederschlagsmenge weltweit erheblich beeinflußt und die Austrocknung beschleunigt – des Erdbodens und im übertragenen Sinn auch der Erdbewohner. Allein schon weil sie enorme Süßwassermengen festhalten können, sind die Bäume so wichtig für den Wasserhaushalt und -kreislauf der Erde.

Daß die Abholzung der tropischen Regenwälder für das Gleichgewicht der Atmosphäre und das Weltklima entscheidende und vielschichtige Konsequenzen hat, ist zumindest in unseren Breitengraden ein Allgemeinplatz. Es fehlt aber an der konsequenten Umsetzung, weil wir als Menschenrasse erst in der Entwicklung zu einem kollektiven Bewußtsein begriffen sind, und das in unterschiedlichen Reifegraden. Der einzelne Holzfäller wird sich nicht gegen seinen Broterwerb und seine Existenz entscheiden, wenn ihm nicht eine sinnvolle Alternative geboten wird. Genauso denkt vorläufig noch die Regierung eines Entwicklungslandes. Der Leitsatz »Ökologie vor Ökonomie« ist ein theoretischer, vor allem in Zeiten von wirtschaftlichem Druck, Wettbewerb und Zerfall von Machtsystemen. Und die Machtsysteme sind dabei, zu zerfallen – innen und außen. Wenn man sich die Machtverhältnisse auf der Erde und ihre sichtbaren Konsequenzen einmal genau unter die Lupe nimmt, kommt man zu der Schlußfolgerung, daß die Macht nicht einmal in einer Demokratie in den Händen des Volkes liegt, sondern bei weltweit etwa 2000 Familien mit einer wiederum eigenen Hierarchie, die vor Jahrhunderten durch Gewalt an die Macht gekommen sind. Man könnte ohne weiteres in diesem Zusammenhang von einer heimlichen Weltregierung sprechen. Den mächtigen Familien sind etwa 20 000 weitere Familien und lose Vereinigungen untergeordnet, die zusammen die Kontrolle und das System aufrechterhalten. Diese Weltregierung hält die Monopolstellungen in allen Wirtschaftsbereichen, im Welthandel, Verkehr, Bildungswesen – kurz in allen Schlüsselpositionen. Die Verflechtung findet über die obersten Positionen von Logen, Geheimbünden und anderen Organisationen über die ganze Erde statt.* Diese Situation ist seit 5000 Jahren die gleiche und ein scheinbar wichtiger Teil unserer Evolution.

Die erwähnten Machtzentren haben lange Zeit den Fortschritt zu ihren Gunsten und Gewinnen kanalisiert. Wirkliche Fortschritte, beispielsweise die Nutzung der Schwerkraft zur Fortbewegung (man stelle sich vor: Individualverkehr praktisch zum Nulltarif), wurden systematisch unterdrückt, ebenso wirkliche ökologische Fortschritte. Und die Unterdrückung hat funktioniert, weil wirklicher Fortschritt erst

---

* Vgl. Helsing, Jan van (Pseud.): *Geheimgesellschaften und ihre Macht im 20. Jahrhundert*, Rhede 1994

dann erfolgen wird, wenn wir Menschen als Gesamtheit gelernt haben, uns fortschrittlich (mit den Gesetzen des Universums) zu verhalten und reif für solche Technologien sind. Bis jetzt hat das Massenbewußtsein gefehlt, und die Machthaber, wie verschroben ihre Pläne auch immer sein mögen, haben als Instrument der Schöpfung den Fortschritt zurückgehalten bzw. nur für ihre eigenen Interessen verwendet.

Jetzt können wir beobachten, wie die traditionellen Institutionen wanken und verzweifelt versuchen, sich an die letzten Reste ihrer einstigen Macht zu klammern. Da alles (nicht nur auf der Erde) zusammenhängt, wanken auch die Systeme der Natur. Da es mittlerweile nicht mehr lediglich um finanzielle und machtbezogene Interessen, sondern ganz klar um Existenzfragen geht, für den Multimilliardär genauso wie für den Obdachlosen, kommt auch eine Weltregierung nicht umhin, umzudenken und zu handeln. Die große Frage ist, mit welchen Prioritäten Maßnahmen eingeleitet werden. Natürlich sollten alle Rettungsmaßnahmen parallel laufen können, die Energien (Mittel) sind jedoch beschränkt und immer primär aufs Überleben ausgerichtet. Wenn ein Polsprung droht, hat eine Rettung der Wälder rein physisch betrachtet nachrangige Bedeutung. Im energetischen Sinne aber können und werden die Bäume uns in großem Maße unterstützen. Sie transportieren gewaltige Energien, die dem Menschen bei seiner persönlichen Weiterentwicklung und seiner Genesung helfen. Über die morphischen Felder bewirken sie gleichzeitig eine Erhöhung des Entwicklungsgrades der gesamten Menschheit, was wiederum zu einer Erhöhung der atomaren Schwingungsfrequenz und zur Heilung unseres Planeten beiträgt. Doch dazu sollten wir uns zunächst einmal mit den Energien und der Wirkungsweise von Bäumen und Hölzern beschäftigen.

3 Enertree: Nutzung der Baum- und Holzenergien

Den Pflanzen und Bäumen verdankt die physische Ebene der Erde ihre sprichwörtliche Schönheit, Ausgewogenheit und Harmonie der Natur. Kaum bekannt ist hingegen, daß das Pflanzenreich die Facetten des Lichts und verschiedene Ideale »speichert« und nur darauf wartet, daß die Menschen Verbindung dazu aufnehmen. Die Verkörperung dieser Ideale soll in der ganzen Galaxis einzigartig sein. Pflanzen und Bäume vereinigen in vollkommener Weise alle Qualitäten in sich, die uns die Religionen lehren wollen und die der einzelne Mensch in seinem Leben und seinen Inkarnationen zu erreichen sucht, Qualitäten wie bedingungslose Liebe, Ausgeglichenheit, Vertrauen, Reinheit (Integrität), Fürsorge und Empfänglichkeit. Alle diese Qualitäten und Ideale sind in Pflanzen und Bäumen nicht nur »gespeichert«,[*] vielmehr leben sie sie uns auch aktiv vor:

– Als Pflanzen leben alle Bäume das Prinzip der selbstlosen Liebe und des Opfers. Ohne Pflanzen wäre menschliches

---

[*] Vicky Wall hatte einige Aussprüche, die sie liebte. Zwei davon beschreiben »zufällig« auf eindrückliche Weise das Wesen des Baumes: »Die Beine auf der Erde, den Kopf im Himmel, und das Zentrum fließt frei« war ihr Ideal. »Paß auf, daß du nicht so sehr gen Himmel strebst, daß du auf der Erde zu nichts mehr zu gebrauchen bist.« Dies hatte sie selbst einmal schmerzlich erlebt, als sie von überstarken spirituellen Energien angezogen wurde und fast gestorben wäre. Was könnte die erdende Wirkung des Baumes besser beschreiben?

Leben nicht denkbar, denn sie liefern uns die wertvollste Nahrung, Luft zum Atmen, und sie sorgen auch klimatisch für ein Gleichgewicht in der Natur.

- Alle Baumarten verbinden Himmel und Erde und helfen uns bei der Ausrichtung zu unserem spirituellen Sein – auch wenn es uns (noch) nicht bewußt ist.
- Bäume unterstützen sich, leben als Einheit und zeigen uns die nächsthöhere Entwicklungsstufe des kollektiven Bewußtseins.
- Bäume drücken Beständigkeit, Geduld und solides Wachstum aus. Was Dauer hat, entwickelt sich langsam und gesund.
- Bäume sind Zeugen und Bewahrer der Vergangenheit, und sie integrieren Vergangenheit in der Gegenwart. Sie bilden Brücken über die Zeit hinweg und sind gleichzeitig Boten der Ewigkeit, Tradition und Manifestation einer bestimmten Idee. Hinsichtlich des Gedächtnisses bedeuten aus unserer Sicht Bäume für die Erdoberfläche das, was die Wale in den Meeren repräsentieren.
- Alle Bäume sind erdend und fest verwurzelt in ihrem Sein, sie symbolisieren Zugehörigkeit. Ihre Botschaft ist gerade in unserer Zeit des Entwurzeltseins wichtig und für das qualitative Überleben entscheidend.
- Die Botschaft der Bäume ist einfach und klar. Es sind nicht viele verschiedene, sondern deutliche, der Seele verständliche Aussagen, die ein Ideal übermitteln, das die Menschen bereits kennen, aber vergessen haben. Die Bäume sprechen vom wirklichen Leben im Innern. In dieser Beziehung stehen sie im Gegensatz zu uns Menschen immer noch in einer Welt, die wir als Paradies bezeichnen würden.*

* Die Vertreibung des Menschen aus dem Paradies war eine innere

Pflanzen und Bäume können aufgefaßt werden als Kanäle, um Ideale zu übermitteln und auf der Erde zu verankern. Ein Kanal ist ein Bindeglied von einer höheren Bewußtseinsstufe zu einer niedrigeren oder, anders gesprochen, die Verbindung zu einer Parallelwelt. Interessant dabei ist, daß der Kanal aus seiner selbstlosen Funktion einen Nutzen zieht, weil die übermittelten Informationen zu seiner eigenen Entwicklung beitragen. Insofern nehmen Pflanzen und Bäume alle Qualitäten, die sie vermitteln wollen, selbst auf, und deshalb ist das Pflanzenreich auch so hoch entwickelt. So schwer es auch zu glauben sein mag, ist es in gewissem Sinne viel höher entwickelt als das Menschen-, Tier- oder Mineralreich.

Pflanzen und Bäume transformieren die ihnen innewohnenden Qualitäten durch Lichtabgabe auf die anderen Bereiche. Auch Holz hat – spirituell betrachtet – Licht gespeichert. Licht entsteht aus einem Austausch von Energie oder aus einem Austausch von Bewußtseinsebenen, die miteinander kommunizieren. Es ist anziehend, magnetisch und zieht Bewußtseinsebenen auf jeder Stufe an. Diese Bewußtseinsebenen suchen das Licht, weil es eine Schwingung enthält, die es diesem »Bewußtseinspartikel« ermöglicht, die Ganzheit zu erkennen und an ihr teilzuhaben. Auf diese Weise übermitteln Pflanzen und Bäume bestimmte Ideale und Qualitäten, die wir noch im Detail kennenlernen werden.

Die für uns ideale Energie hat eine Struktur, welche die menschlichen Fähigkeiten unterstützt, das eigene Leben selbst ganzheitlich zu gestalten. Da die Realität nichts an-

Angelegenheit. Das Paradies ist überall. Wir Menschen sind im materiellen Raum unserer Gedankenwelt von der Polarität im Außen gefangen, vom Innern vertrieben. »Das Himmelreich ist inwendig in euch!« Aber wir sind nicht in uns, also auch nicht im Himmelreich.

deres ist als eine Projektion und ein Ergebnis der eigenen Gedanken und Gefühle, strebt der »suchende« Mensch nach Bewußtseinsebenen, die ihm konstruktive Erkenntnisse ermöglichen und ihn in seiner ganzheitlichen Entwicklung fördern. Spürt der Mensch einen Nutzen, öffnet er sich und »klinkt« sich in morphische Felder ein (s. S. 34), die seine gewünschte Schwingung erwidern. Im Grunde genommen ist es nachrangig wichtig, woher solche für den Menschen nützlichen Schwingungen herkommen. Ob von einem anderen Menschen, einem Tier, Musik oder von Pflanzen und Bäumen. Die Art und Stärke der Schwingung und Energie ist ausschlaggebend für ihre Wirkung. Ein Energieaustausch ist aber wie bei jedem Kommunikationsprozeß nur dann möglich und erfolgreich, wenn sich alle Beteiligten öffnen und ihre Unterstützung anbieten. Dieses Buch zu schreiben war möglich, weil die Bäume sich geöffnet haben.

Der erste Schritt, zu den Baum- und Holzenergien Kontakt aufzunehmen, beginnt mit der Erkenntnis, daß Bäume auch ein Teil der menschlichen Entwicklung sind und ihr Prinzip dem Menschen immanent ist. Die äußerlichen, strukturellen Ähnlichkeiten des menschlichen Körpers – etwa die Baumstrukturen in den Gefäßen, Drüsen oder Nerven – sind offensichtlich und schon hinlänglich bekannt. Daß wir aber auch bewußtseinsmäßig direkt mit der Natur und anderen Lebewesen verbunden sind, wird bei den meisten erst mit ein wenig Übung deutlich spürbar und ist in Kenntnis des holistischen Weltbilds (s. S. 30) nachvollziehbar. Das Verständnis beginnt beim eigenen Körper und seinen Energiefeldern.

Die verschiedenen Körperebenen des Menschen

Wie wir bereits gesehen haben, ist alles, was existiert, nichts anderes als Energie. Je mehr Licht und Energie in die physische Struktur gebracht werden kann, um so schneller pulsiert der Körper, und um so näher kommt er dem Ideal. Auch Körperlichkeit bedeutet in Wirklichkeit das Ein- und Umschließen von Licht; erst die menschlichen Sinne vermitteln den Eindruck von Materie und die Illusion von zusammenhängenden, festen Körpern. Die Schwierigkeit, die holistischen Konzepte und feinstofflichen Welten zu verstehen, hängt mit der begrenzten körperlichen Wahrnehmung der meisten Menschen in unserer Gesellschaft zusammen: Unser Intellekt ist derzeit noch unfähig, die wahre Wirklichkeit zu erfassen und im Tagbewußtsein zu verstehen, weil er die unbegrenzten Richtungen des Raumes auf die drei Dimensionen der Tiefe und Dichtigkeit reduziert und die Wahrnehmung darauf ausgerichtet hat. So sind wir durch die Konzentration auf die Materie nicht nur von allen weiteren uns umgebenden Welten bewußtseinsmäßig weitgehend abgeschnitten, sondern wir sehen das Restchen, das übrigbleibt, auch noch unvollständig.

Von der folgenden Darstellung der verschiedenen Körperebenen gibt es je nach weltanschaulichem System auch Abweichungen. Manche Systeme schreiben den unterschiedlichen Ebenen andere Funktionen zu, beispielsweise daß die Chakren im Astralkörper und nicht wie bei uns beschrieben im Ätherkörper liegen. Für das Verständnis der wesentlichen Zusammenhänge sind solche Differenzierungen jedoch nicht prioritär wichtig. Worauf es ankommt, ist, zu wissen, daß sich die Energiezentren im feinstofflichen Energiefeld, der Aura, befinden und mit den Organen der physischen Welt in Verbindung stehen.

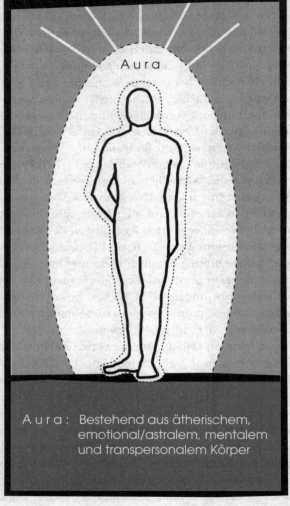

Seele - höheres Selbst

Aura

Aura: Bestehend aus ätherischem, emotional/astralem, mentalem und transpersonalem Körper

Abbildung 2: Die verschiedenen Körperebenen

Die physische Welt

Die Welt besteht aus mehreren Graden von dichter Materie und feinstofflicher Energie, von denen die meisten Menschen optisch nur zwei mehr oder weniger vollständig wahrnehmen, nämlich feste, wenn sie nicht allzu fein verteilt ist, und flüssige. Gasförmige Materie kann in der Regel kaum mehr mit den Augen erfaßt werden. So ist auch meist nur der physische Teil des eigenen Körpers offensichtlich, die anderen »Körper« sind zwar spürbar, aber im aktiven Denken und Bewußtsein eher selten präsent. Deswegen glauben die meisten Menschen auch nur das, was sie sehen. Der Gesichtssinn läßt sich jedoch durch einfache Übungen und konsequentes Training durchaus erweitern, und im Grunde genommen hat ein jeder von uns das Potential dazu, ebenso wie medial Veranlagte die Ätherkörper unserer Mitmenschen und anderer Lebewesen zu sehen und ihre Gefühle besser zu verstehen.

Der Ätherkörper

Um den physischen Körper existiert ein feinstofflicher Ätherkörper in einer Ausdehnung von etwa 3 bis 30 Zentimetern, die Sammel- und Transformationsebene zwischen den höheren und der physischen Ebene. Dahinter steht die Vorstellung, daß der Mensch in den Fluß der Weltenergie eingebettet ist und diese ständig wieder aufnimmt und abgibt. Im Ätherkörper gibt es Zentren im Sinne von »Schwingungskörpern«, in denen die Energie verdichtet wird. Diese sogenannten Chakren (siehe Anhang) stehen über die Drüsen mit dem physischen Körper in Zusammenhang. Wenn eines der Chakren stärker oder schwächer strahlt, dann führt das zu einem Ungleichgewicht im Gesamtsystem und zu Stauungen sowie Energieblockaden. Diese Stauungen auf übergeordneter Ebene sind die eigentlichen Ursachen der meisten Krankheiten. Sie können am effizientesten durch den Einfluß von adäquaten Schwingungen kuriert werden. Man zählt dreizehn Schwingungs- oder Frequenzbereiche, die alle Organe des Körpers ansprechen. Diese heilenden Schwingungen kann der Mensch durch »gesunde« Gedanken und Gefühle selbst produzieren, oder Blockaden können durch Schwingungen anderer Menschen, über Duftstoffe, Edelsteine, Farben und auch Baum- und Holzenergien beeinflußt und gelöst werden. Es gibt darüber hinaus elektronische Geräte, welche diese Schwingungsmuster produzieren und bei denen sich nicht nur die Frequenzbereiche, sondern auch die Schwingungsstärke einstellen läßt. Solche Geräte nennt man Aktivtransmitter im Gegensatz zu den Passivtransmittern (wie Edelsteine, Farben, Metalle und eben auch Holz).

Der Emotionalkörper

Der Emotional- oder Astralkörper mit seiner höheren und niederen Astralebene ist die Ebene der bewußten Gefühlsreaktionen und der unbewußten Emotionen. Der Emotionalkörper steht mit dem Nervensystem und der rechten Gehirnhälfte in Verbindung. Er ist der Schlüssel zur individuellen Entwicklung, weil der Mensch heute Gefühle völlig anders einsetzt und nutzt, als es ursprünglich vorgesehen und von den Möglichkeiten sinnvoll ist. Viele Menschen empfinden Gefühle als störend und haben deshalb ganze Teile der Gefühlswelt quasi »begraben«, einige so stark, daß Gefühle überhaupt nicht mehr auszumachen sind. Wenn man sich bewußt ist, daß die Gedanken und vor allem die Gefühle die Realität des eigenen Lebens bestimmen bzw. das Leben materialisieren, weiß man, warum das Leben manchmal eine ungewollte Eigendynamik entwickelt. Der Emotionalkörper wird über die Massenmedien und andere alltägliche Einflüsse mit so vielen destruktiven Botschaften überhäuft, daß er selbst destruktive Schwingungen produziert, die wiederum ein überwiegend zerstörerisches Umfeld erzeugen. Da gewisse Gefühle die Lebensqualität erheblich beeinträchtigen, werden sie verdrängt, womit der »Teufelskreis« geschlossen ist; denn darin liegen die Hauptursachen für die meisten gesundheitlichen Störungen und Fehlentwicklungen: Wird eine negative emotionale Energie unterdrückt, sucht sie sich einen eigenen Weg zur Befreiung und findet auf der körperlichen Ebene als Krankheit Ausdruck. Besser wäre es, die emotionalen Probleme auf der emotionalen Ebene zu lösen bzw. Strategien zum Umgang mit ihnen zu entwickeln.

Der Mentalkörper

Noch eine Stufe »feiner« als der Emotionalkörper ist der Mentalkörper, der die anderen Körper umschließt. Er steht mit dem Gehirn (überwiegend der linken, vornehmlich für das logische Denken verantwortlichen Hälfte) in Verbindung, und er ist die Ebene der schöpferischen Ideen, Gedanken und der Wertsysteme. Aber auch gewisse »Gefühle« haben ihren Ursprung im Mentalkörper, Gefühle, die nicht »real« existieren, sondern gedanklich konstruiert werden: Bestimmte Formen von Angst, Sorgen oder Streß sind ursprüngliche Gedankenkonstellationen, die erst die wirklichen Gefühle hervorrufen.

Als letzter sogenannter »Körper« in unserer Aufzählung verbindet der spirituelle oder transpersonale Körper die Persönlichkeit und das höhere Selbst. Es ist die Ebene transzendierender Erfahrung, und man kann eigentlich nicht mehr von einem Körper sprechen, da diese höchste Stufe reiner Geist sein soll.

Der Mensch und sein Umgang mit den Energien

Interessant ist, daß der Mensch in den sogenannten zivilisierten Ländern sich meist auf einer Stufe bewegt, die schwerpunktmäßig von der Emotional- und der Mentalebene gesteuert wird. Er lebt also überwiegend in Körperebenen, von denen er im Grunde genommen gar nichts weiß oder wissen will. Der physische Körper wird nämlich von vielen vernachlässigt, der Emotionalkörper wird unterdrückt, weil gewisse Gefühle hinderlich sind, und der Mentalkörper wird überwiegend einseitig und partiell eingesetzt (Dominanz der linken, »rationalen« Gehirnhälfte). Durch diese mangelhafte Ausnutzung der vorhandenen Energiepotentiale sind die Möglichkeiten drastisch eingeschränkt: Bei den meisten Menschen werden nicht einmal zehn Prozent der Leistungsfähigkeit des Gehirns genutzt, wenn es denn überhaupt »soviel« ist. Hier liegen die Entwicklungsbereiche der nächsten Jahrzehnte und die Ansatzpunkte für einen fast sofortigen Entwicklungsquantensprung. Denn durch verhältnismäßig leicht auszuführende sorgfältige Übungen wie Meditation lassen sich nicht nur die Körper selbst, sondern das ganze Leben in einem für jeden Menschen unvorstellbaren Maß beeinflussen.

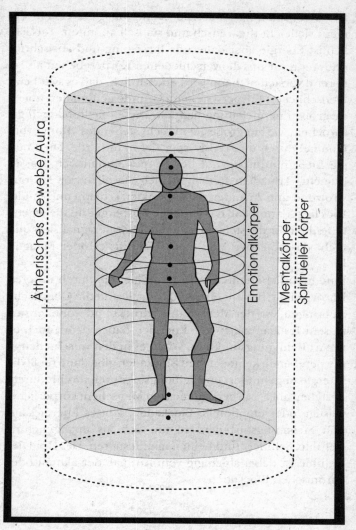

Abbildung 3: Das Vierkörpersystem

Die Beschreibung der Körperebenen mag im ersten Moment vielleicht theoretisch und statisch anmuten. Tatsächlich ist Energie aber dauernde Bewegung und Fortschritt, und wenn wir uns die verschiedenen Körperebenen als rotierend vorstellen, dann wird erkenntlich, daß es sich beim menschlichen Körpersystem im Grunde genommen um eine große Energieleitung handelt. Diese reicht, bildlich gesprochen, wie ein großes, senkrecht stehendes »Rohr« vom Himmel durch unseren Körper tief in die Erde. Die Energie fließt hindurch, und der Körper nimmt sich, was er braucht. Trotzdem fühlt man sich zuweilen vor Energie strotzend und zu anderen Zeitpunkten schlapp und müde. Dies liegt daran, daß das jeweilige Körpergefühl die eigene Offenheit für die stets vorhandene Energie signalisiert und nicht das objektive Maß eines Überflusses oder Mangels ist.

Eine natürliche Funktion der Energie, die durch unseren Körper fließt, besteht ebenso darin, alles an die Oberfläche zu bringen, was der Mensch unterdrückt und woran er sich zu sehr festklammert – die Energien haben damit auch eine Art Reinigungsfunktion. Wenn es in den verschiedenen Körperebenen keine solchen Blockaden gibt, dann fließt die Energie ungehindert und reibungslos durch uns hindurch. Bestehen aber, wie bei den meisten Menschen, körperliche, geistige oder emotionale Blockaden, gibt es Energiestaus und Strömungsturbulenzen, die sich als unangenehme Gefühle, Schmerz und Leiden manifestieren. Der Grad der Gefühle ist dabei abhängig vom Ausmaß der akuten oder chronischen Blockaden.

Energieblockaden und Ventile

Die intensive und hohe Energie ist äußerst nützlich und angenehm, vorausgesetzt, sie kann ungehindert fließen. Die meisten Menschen empfinden solch hohe Energien jedoch wegen der bestehenden Blockaden als unangenehm. Deshalb versuchen sie, die angestauten Energien bewußt oder unbewußt wieder loszuwerden – vergleichbar einem Dampfkochtopf, der zu hohen Druck über das Überdruckventil wieder abläßt. Jeder Mensch sucht sich in seiner Situation ein oder mehrere Ventile, um die Energien wieder auf ein für ihn erträgliches Maß reduzieren zu können.

Exzessives und »ungesundes« Essen gehört beispielsweise zu den weitverbreiteten Gewohnheiten, um überschüssige Energien abzubauen. Der Verzehr von sogenannter ungesunder Nahrung beansprucht das Verdauungssystem übermäßig, und diese Überlastung des Körpers und des Verdauungssystems wirkt – so merkwürdig es anmuten mag – entspannend. Denn durch den zu hohen Energieverbrauch bei der Verdauung wird der Energiehaushalt wieder etwas ausgeglichen. Zu dieser Art von »Energienivellierung« kann man auch die Bulimie (zwanghaftes übermäßiges Essen mit anschließendem Erbrechen) und die Anorexie (Magersucht) zählen, ebenso selbstauferlegte Hungerkuren, die Vermeidung von Energieaufnahme von außen. Bei alldem handelt es sich gewissermaßen um einen Energieverzehr des eigenen Körpers.

Ebenfalls weit verbreitet ist der Genuß von Suchtmitteln wie Alkohol, Drogen, Aufputsch- oder Beruhigungsmitteln sowie von Nikotin, Kaffee oder anderen koffeinhaltigen Getränken. Hiermit werden in ähnlicher Weise Ungleichgewichte im Energiefluß nivelliert und Blockaden aus der Wahrnehmung verdrängt.

»Streßbedingte« Krankheiten oder Verletzungen sind ebenfalls Ventile. Da Krankheiten in der Regel nicht die Ursache, sondern die Folge von Defiziten sind, können auch sie – so absurd es für den einen oder anderen klingen mag – befreiend und letztlich wohltuend wirken. Denn durch den Krankheitsverlauf und den Heilungsprozeß binden sie Energien, die vorher nicht fließen konnten. Übermäßige Anstrengungen, »Workaholismus« (= Arbeitssucht), übertriebene sportliche Betätigungen und Aktivitäten wie ständiges Reden oder nervöse Unruhe bewirken zunächst einmal eine Herabsetzung von »störenden« Energien.

Angst und risikoreiches Verhalten binden nach wissenschaftlichen Erkenntnissen rund fünfzig Prozent des menschlichen Energiehaushalts, weil sich der Körper durch den steigenden Adrenalinspiegel auf Flucht programmiert und der Abbau der Schreckmomente Energie verbraucht. Zu diesen Ventilen gehören bewußte Aktivitäten wie riskante Sportarten, das Ansehen von Horrorfilmen, bestimmte Videospiele oder ganz allgemein die Jagd nach Nervenkitzel. Zu den nicht bewußt gewählten Ventilen gehören zwanghafte Ängste in Form von Phobien, Alpträumen oder panischen Angstzuständen.

Eine übersteigerte Sexualität, die sich als Zwangsverhalten oder Orgasmussucht äußern kann, weist ebenfalls auf eine Stauung von Energie hin, die als zu stark empfunden und durch das exzessive Verhalten gelöst wird.

Grausamkeit und Gewalt haben oft keine Charakterdefizite als Ursache, sondern sind unbewußt gesteuerte Folgen von mangelnder Selbstliebe. Diese Energieblockade sucht sich einen Weg, wobei das Spektrum von kleinen täglichen Grausamkeiten wie verletzenden Bemerkungen bis zu notorischen Mißhandlungen oder Gewalttaten reicht. Sadomasochistische Praktiken können auch dazugerechnet werden.

Heilungsstrategien

Wenn diese Zusammenhänge von Energie, Energieblocka-den, Ventilwirkung und Körperebenen nicht bewußt sind, wird bei der Behandlung der Leiden zwangsläufig eine falsche Lösungsstrategie angewandt. Beispiele dafür gibt es genug: Die Therapie eines Alkoholikers ohne Bewußtma-chung und Lösung seiner Blockaden an der richtigen Stel-le führt immer dazu, daß er sich neue Ventile sucht und das Energieungleichgewicht mit einer anderen Sucht zu kom-pensieren versucht. Es ist für den Heilungsprozeß jedoch entscheidend, die wirklichen Zusammenhänge zu begreifen und anzunehmen. Heilung heißt, das Denken zu klären, die Emotionen zu akzeptieren und den Körper ins Gleichge-wicht zu bringen. Durch Mentaltraining und die Kraft der Gedanken kann *jeder* lernen, seine verschiedenen Körper-ebenen ins Gleichgewicht zu bringen, mit erhöhten Ener-gien umzugehen, in sich selbst neue Energieebenen zu öffnen und eine »alchemistische« Wandlung bis in die Atomstrukturen zu bewirken. Gedanken und Gefühle sind Schwingungen, und konstruktive Schwingungen zu produ-zieren bedeutet, seine Probleme selbst zu heilen. Die Baum- und Holzenergien können dabei ein entscheidender Anstoß sein, das Bewußtseinsfeld zu erweitern, die Konzentration zu erhöhen und damit die individuelle Realität maßgeblich zu beeinflussen.

Der Knackpunkt liegt wie immer darin, aus der eigenen Si-tuation, in der man sich gefangen fühlt, zu entkommen. Da die Außenwelt ein Abbild der eigenen Gedanken und Ge-fühle ist, macht es wenig Sinn, sich auf die »Korrektur« der Außenwelt zu beschränken. Vor den Problemen davonzu-rennen, Beziehungen aufzulösen und Brücken abzubre-chen bedeutet lediglich, im Teufelskreis eine weitere Runde zu absolvieren. Denn da das Verhaltensmuster nicht geklärt ist und sich die Qualität der eigenen Schwingung nicht verändert hat, wird man mit Sicherheit wie ein Magnet immer wieder die gleiche Problemsituation anziehen. Es ist ein Trugschluß, wenn man glaubt, die Probleme in der Außenwelt lösen zu können. Der einzige effiziente Weg von dauerhaftem Erfolg ist der, sich auf die eigene, innere Entwicklung zu konzentrieren. Man kann sofort damit beginnen, und die feinstoffliche Astral- und Mentalwelt lassen sich viel wirkungsvoller beeinflussen als die physische Außenwelt. Die Ideale, die wir dabei anstreben, lassen sich nur in Verbindung mit den höheren Wesensaspekten erreichen. Und genau an diesem Punkt können uns die Bäume helfen, denn Pflanzen und Bäume sind die Brücken zu höheren Welten.

Wir alle werden täglich von Pflanzen- und Baumenergien beeinflußt – ob wir wollen oder nicht. Gewisse diese Energien verstärken sich, andere neutralisieren ihre Wirkung, und die meisten ziehen einfach an uns vorbei, weil wir zuwenig reif, offen und bewußt sind. Sie wirken auf den verschiedenen Körperebenen, und zwar – wie wir noch sehen werden – sehr stark. Um eine ausgewogene menschliche Entwicklung auf allen Ebenen zu erreichen, ist es wie bei der Ernährung wichtig, sich der grundlegenden Prinzipien bewußt zu werden und die Holz- und Baumenergien gezielt einzusetzen. Und genau das geschieht beim sinnvollen Umgang mit Enertree.

In Enertree ist der formgewordene Regenbogen präsent, der uns hilft, kontinuierlich mit unseren höheren Wesensteilen in Kontakt zu bleiben. Ein Regenbogen, der durch die Bäume in der Erde »verankert« wurde. Enertree drängt sich nicht auf. Jeder Mensch kann selbst ausprobieren, ob Baum- und Holzenergien für ihn nützlich sind, und im positiven Fall mittels Enertree die für ihn richtigen Holzenergien auswählen. Durch die Kommunikation mit den Bäumen kommt dann eine positive Wirkung auf unsere blockierten Energien zustande. Dabei ist das Grundlegende nicht der physische Kontakt mit hohen Energien, sondern daß diese sich unseren höheren Körperebenen mitteilen und in ihnen »verankert« werden. Auf diese Weise hilft das Prinzip des Baums als Katalysator und »Mentor« durch sein gelebtes Beispiel in allen Lebenslagen.

Das System von Enertree ist beeindruckend einfach. Einfach wie die Natur. Und es ist nicht nur unser Anliegen, sondern auch der ausdrückliche Wunsch der Bäume, daß es einfach bleiben soll. Es verdankt seine Entstehung nicht überragendem menschlichem Intellekt, sondern – wie gesagt – ausschließlich der Kommunikationsbereitschaft hilfsbereiter Bäume. Beim Umgang mit Enertree sollten wir die Natur zu unserem Vorbild nehmen; sie erreicht stets ein in den Naturgesetzen verankertes Resultat mit einem Minimum an Aufwand, natürlichem Aufwand. Lernen wir, den weisen Ratschlägen der Bäume zu lauschen und die Wirkungen, die sie auf uns haben, zu spüren.

Die Wirkungsweise der Hölzer

Mit Blumen und Blüten zu arbeiten bedeutet, einen Hauch Elfenhaftes und damit einen Teil der feinstofflichen Welt in sich zu verankern. Auch Kräuter, die vor allem eine starke Heilwirkung haben, verbinden die physischen und seelischen Ebenen. Bäume bzw. die Baum- und Holzenergien gehen einen Schritt weiter, sie verbinden Körper, Seele und Geist sowie Himmel (als Sammelbegriff für die höheren Ebenen) und Erde (Erdung). Jeder Baum drückt, wie am

Anfang des Kapitels beschrieben, in Perfektion ein ganz bestimmtes geistiges Prinzip aus, das er während Hunderten bis Tausenden von Jahren manifestiert. Sein Holz ist geprägt von dieser Energie, von den ersten Anfängen bis zu seinem Ableben, und es transportiert genau diejenige Licht- oder Farbschwingung, die seinem Prinzip entspricht. Dabei ist das Holz nicht wie Edelsteine Jahrtausende vor uns entstanden, sondern parallel mit unserer Entwicklung gewachsen. Es hat alle Ereignisse und Veränderungen, die wir erlebt haben, und auch die Entwicklungen unserer Vorfahren miterlebt. Holz ist also »zeitgemäß« und eng mit uns Menschen verbunden. Es bleibt auch mit dem Wesen des Baumes verbunden, solange es als Holz existiert. Es ist ein Kommunikationsmittel mit direkter Verbindung zum Baum und seinem Prinzip.

Jedes Holz hat eine eigene, bestimmte energetische Ausstrahlung, die im Menschen auf natürliche Weise eine Resonanz hervorrufen kann. Daraus ergeben sich zweierlei Anwendungsformen oder Wirkungsweisen:
– eine energetische Ausstrahlung und Vermittlung eines bestimmten geistigen Prinzips,
– eine »Seelen«-Kommunikation.

Die energetische Ausstrahlung und Vermittlung eines bestimmten geistigen Prinzips

Wenn man zwei Gitarren nebeneinander stellt und bei der einen beispielsweise die E-Saite zupft, beginnt bei der anderen ebenfalls die E-Saite zu schwingen. Harmonieschwingung nennt sich dieses Prinzip. Auch das Holz bringt durch seine eigene energetische Ausstrahlung in ähnlicher Weise gewisse feinstoffliche Energien im Menschen zum

Schwingen. Theoretisch schwingt der angesprochene Teil des Menschen (das Potential des höheren Selbst) auf der gleich hohen Frequenzebene wie das Holz selbst. Durch die bei den meisten Menschen vorhandenen Blockaden wird jedoch die Schwingung gebremst, und das entsprechende Seinsprinzip (zum Beispiel bedingungslose Liebe) kann sich nicht klar ausdrücken. Hier setzt der Nutzen der Baum- und Holzenergien ein. Sie können die Blockade, die auf einer niedrigeren, disharmonischen Frequenz schwingt, überlagern und überdecken und die menschlichen Energien wieder zum Fließen bringen. Die menschliche Energie und die Holzenergie sind mehr oder weniger auf der gleichen Wellenlänge, und das Holz bewirkt eine harmonische Auflösung der Blockade.

Es ist aber auch möglich, daß gegensätzliche Energien aufeinandertreffen und die Auflösung der Blockade mit Reibungswiderständen oder Abwehrreaktionen verbunden ist. In unserer Praxis kam es beispielsweise einmal vor, daß ein Patient davon überzeugt war, sein Leben verlange ihm übermenschliche Kräfte ab und er müsse sich selbst Kleinigkeiten erkämpfen. Als er sich mit Enertree beschäftigte, fühlte er sich sehr von der Lärche angesprochen. Die Botschaft oder Energieausstrahlung der Lärche drückt aber genau das gegenteilige Lebensprinzip aus. Im übertragenen Sinne lautet ihre Botschaft: »Laß das Leben fließen, und laß die Arbeit die Arbeit machen!« Es können also zwei völlig gegensätzliche Kräfte aufeinandertreffen, und auch dies kann durchaus zu Anpassungsreaktionen im Menschen führen, die aber gesund sind. Er wird auf den höheren Körperebenen mit einem Lebenskonzept konfrontiert, das das genaue Gegenteil seiner eigenen, bewußten Erfahrung darstellt. Anpassungs- oder Abwehrreaktionen sind reine Wirkungen von Energie auf Energie und ein sicheres Zeichen dafür, daß die gewählte Baumenergie für die persönliche Entwicklung nützlich ist. In den meisten Fällen jedoch wird die Energie des Holzes spannungsfreie Veränderungen in den menschlichen Mustern bewirken. Man fühlt sich danach – wie unsere Patienten bestätigen – deutlich erleichtert, zuversichtlicher und besser (siehe auch das Kapitel »Erfahrungen mit Enertree«).

Die »Seelen«-Kommunikation

Mit Hölzern bewußt und aktiv zu arbeiten bedeutet neben der energetischen Wirkung auch eine Kommunikation und einen Erfahrungsaustausch zwischen Mensch und Baum auf »Seelenebene«. Nach herkömmlicher Auffassung macht eine solche Aussage natürlich keinen Sinn, weil so etwas wie eine Seele höchstens dem Menschen zugestanden wird, und dies auch nur dann, wenn er den »richtigen« Glauben gewählt hat und sich glaubenskonform verhält. Anderen Lebewesen, Pflanzen und Naturelementen wird die Existenz einer Seele abgesprochen, und daß materielle Objekte und Produkte eine Seele haben könnten, daran wird nicht einmal im entferntesten gedacht. Mit den neuen Erkenntnissen der Physik hat sich diese Einstellung allerdings nicht nur gewandelt, sondern verschiedene Physiker arbeiten sogar am wissenschaftlichen Beweis, daß zum Beispiel ein Computervirus durchaus ein lebendiges Wesen mit einer Art Seele sein kann und daß auf übergeordneter Ebene eine Kommunikation möglich ist.

Wir sind davon überzeugt, daß Bäume eine Seele haben. Wir glauben es nicht nur, wir wissen es. Dabei ist und bleibt die Seele des Baumes wie in einem Hologramm mit dem Holz verbunden, auch wenn das Holz geschnitten und der Baum

66

vermeintlich tot ist. Insofern kann der Mensch über ein Stück Holz die Seele des Baumes erreichen und eine Kommunikation anstreben. Es ist möglich, den Baum wie einen guten Freund anzusprechen und Hilfe von ihm zu erhalten. Durch die zusätzliche Unterstützung auf der Seelenebene werden die Fortschritte in der persönlichen Entwicklung größer, schneller und sanfter erfolgen. Wer sich von den Bäumen helfen läßt, wird einen langsamen, aber kontinuierlichen und nachhaltigen Wachstumsprozeß spüren.

Die verschiedenen Wirkungsebenen

Aus diesen beiden Wirkungsweisen, der rein energetisch-geistigen und der seelisch-kommunikativen, ergeben sich verschiedene Möglichkeiten, wie die Baumenergien für den Menschen genutzt werden können. In der Praxis mit Enertree haben wir hauptsächlich drei verschiedene Wirkungsebenen erfahren:

– reine Energieaufnahme,
– aktive Kommunikation und
– integrative Haltung.

Diese Ebenen kommen nicht immer in »Reinform« vor. Die eine schließt die andere nicht aus, und die Übergänge sind zum Teil fließend.

Bei der reinen Energieaufnahme spüren die Menschen, daß ein Baum oder ein Holz in ihrem System etwas auslöst und ihnen hilft. Sie nehmen die Energie und das damit verbundene geistige Prinzip (passiv) auf und sträuben sich weder gegen den Prozeß, noch nehmen sie am Prozeß bewußt teil. Sie lassen es einfach geschehen, daß die Baum- und Holzenergien beginnen, mit den gestockten Potentialen des höheren Selbst Frequenzkontakt aufzunehmen, mitzuschwingen und Blockaden frequenzmäßig zu überlagern. Dabei genießen sie die Wirkungen ähnlich wie ein Autofahrer, der zwar die Mobilität seines Wagens schätzt, das Wissen um die Zusammenhänge und technologischen Hintergründe aber gerne andern überläßt.

Bei der aktiven Kommunikation mit dem Baum spüren die Menschen neben der Wirkung der Holzenergien und des damit verbundenen Prinzips auch eine »Anwesenheit« des Baumes und die Möglichkeit, mit dem Baumwesen zu kommunizieren. Sie öffnen sich für Eingebungen und wirken bei der Erhöhung ihrer Energie und Schwingungsfrequenz aktiv mit. Sie lassen sich nicht nur energetisch helfen, sondern auch noch vom enormen Wissen des Baumes inspirieren. Das geht weit über herkömmliche Begriffe wie Verändern und Heilen hinaus.

Bei der integrativen Haltung spüren die Menschen die Holzenergien so stark, daß sie sich »im Baum drin« und als Teil von ihm fühlen. Sie integrieren das Baumprinzip und haben, wenn sie Enertree durchgearbeitet haben, zwölf Energie-Bewußtseinsressourcen in sich aufgenommen und jederzeit zur aktiven Verfügung. Der äußere Baum ist ein bewußter Teil des eigenen Innern geworden. Dabei geht es um die tiefsten Motive, um die Werterhaltung und die Wahrnehmung der Bäume. Das entsprechende Baumprinzip wird zu einem festen Teil der eigenen Persönlichkeit.

Eine solche integrative Haltung läßt sich bei Kindern beobachten, die sich mit einer Sache oder Person so identifizieren können, daß die Grenzen verschmelzen. Ethnologen haben die integrative Haltung auch bei vielen Indianerstämmen und -riten nachgewiesen, in denen die Stärke von anderen Lebewesen nicht nur mental und gefühlsmäßig, sondern auch physisch integriert (gegessen) wird.

Die Kraft der Überzeugung

Selbstverständlich ist es auch bei Enertree so, daß die Überzeugung, in der mit den Hölzern gearbeitet wird, ihre Wirkung verstärken oder abschwächen kann. Der Glaube ist Gedanke und Gefühl. Je besser die Vorstellungskraft eines Menschen und je größer sein Wille, um so schneller werden sich seine Wünsche, Vorstellungen und Pläne realisieren. Dies sind auch die Grundlagen der bewußten Autosuggestion oder »Selbsteinredung«, also der Beeinflussung von Gedanken, Vorstellungen und des gesamten emotionalen Zustands durch sich selbst. Die Autosuggestion wird besonders bei den sogenannten Selbstversenkungsmethoden wie autogenes Training oder Yoga angewandt, um Entspannung und einen veränderten Bewußtseinszustand zu erreichen.

Ein weiteres Beispiel für die Kraft der Überzeugung liefern die sogenannten Plazebos, das sind Scheinmedikamente ohne medizinisch wirksame Substanzen. Nimmt der Patient das Plazebo im Glauben, es handele sich um ein »richtiges« Medikament, so wird in der Regel dennoch die erwartete Wirkung eintreten. Man spricht in diesem Zusammenhang auch vom Plazeboeffekt. Es ist offensichtlich: Wer sich »durch Einbildung« krank machen kann, vermag sich durch denselben Vorgang wieder zu heilen.

Mit der Kraft der eigenen inneren Überzeugung kann also jeder noch mehr Nutzen für sich gewinnen. Auch von Enertree. Je mehr Menschen mit positiver Überzeugung mit den Hölzern arbeiten, um so stärker und besser werden die Holz- und Baumenergien ihre Wirkungen auf die Menschen entfalten. Jeder, der mit irgendeiner Sache zu tun hat, beeinflußt sie schließlich im ganzen, und dafür ist er auch verantwortlich. Wie dies funktionieren kann, haben wir bei der Beschreibung der morphogenetischen Felder gezeigt.

Synergieeffekte und der Nutzen für die Bäume

Wir haben bisher vor allem davon gesprochen, wie Menschen von den Bäumen Nutzen ziehen können, und damit den Kommunikationsprozeß nur einseitig betrachtet. Aber so, wie ein Kanal bei seiner Übermittlung selbst energetisch profitiert – wir deuteten es schon an –, ist mit Enertree auch eine »Nutzenrückkopplung« verbunden. Betrachten wir im folgenden Enertree einmal von der anderen Seite, der Seite der Bäume, und überlegen wir uns, was das System für die Bäume und den Wald bewirken kann. Zeitgemäße Konzepte basieren, um einen geschlossenen Energiekreislauf zu bewirken, auf der sogenannten »Gewinn-Gewinn-Situation«, in der nicht nur einer Vorteile aus dem Nachteil des anderen zieht, sondern beide auf ihre Kosten kommen. Daher ist es unser Anliegen, daß unser Konzept den Menschen, aber auch den Bäumen nützlich ist.

In Enertree steckt eine Vielzahl von Synergien,* die auf individueller Ebene sofort zu wirken beginnen, wenn man sich mit den Baum- und Holzenergien beschäftigt. Das Ausmaß der übergeordneten Wirkungen ist aber vom Bekanntheitsgrad und der Breitenwirkung abhängig, also davon, wie stark die Idee und die Anwendungen von Enertree unter die Menschen gebracht werden können.

Mit wiederkehrender Regelmäßigkeit appellieren karitative Organisationen, Selbsthilfe- und andere Gruppen an die Hilfsbereitschaft der Menschen und rufen zu Spenden-

---

* Unter »Synergie« (griech. *synergía* = »Mitarbeit, Zusammenarbeit«) versteht man in der Wirtschaft ein positives ökonomisches Potential, das zum Synergieeffekt führen kann. Das ist eine positive Wirkung, die sich beispielsweise aus der Zusammenarbeit von Unternehmen ergibt, wobei das Ergebnis bzw. der Nutzen wesentlich größer ist, als die Summe der einzelnen Teile bzw. Vorgänge erwarten ließ.

beiträgen für ihren jeweiligen Zweck auf. Das Spendenwesen kann natürlich einen Nutzen stiften, aber auch fatale Folgen haben. Da es sich vor allem um Geldspenden, also außenorientierte Energie, handelt und natürlich neben dem Appell an das Mitgefühl auch das schlechte Gewissen des Spenders »beruhigt« wird, kann sich von der Ursache betrachtet gar nicht viel verändern. Die meisten Menschen bekommen das Gefühl, es fehle in dieser Welt lediglich an Geld und die Mißstände ließen sich mit Geld beseitigen. Übertragen auf den Bereich der Medizin, könnte man von einer notfallmäßigen Symptombehandlung sprechen, ohne daß die eigentlichen, tieferen Ursachen der Krankheit (des Mißstands) beseitigt wären. Darüber hinaus erfährt der Spender dann möglicherweise später, daß der größte Teil seiner Hilfe gar nicht am Bestimmungsort ankommt, sondern in einem Netz von aufgeblähten Verwaltungsapparaten, vielleicht sogar durch Korruption, versickert und verschwindet. Jetzt kehrt sich die Gefühlslage beim Spender um vom »befriedigten schlechten Gewissen« zu Verunsicherung, Ärger oder gar Zorn. Und nach dem Gesetz der Entsprechung bewirken der Zorn und die Unruhe von vielen Menschen als Spiegelbild der Innenwelt in der Außenwelt erneut wieder Unruheherde und Konflikte – die eigentlichen Ursachen für die Mißstände, die man durch Spendengelder lindern wollte.

Wir möchten an dieser Stelle klar zum Ausdruck bringen, daß wir Hilfe und Unterstützung als wichtig und sinnvoll erachten. Sie soll aber mit dem entsprechenden Gefühl der Liebe und Befriedigung verbunden sein, weil sie sonst – entgegen dem Bewußtsein und der Absicht der helfenden Menschen – möglicherweise erneut Mißstände schafft. Dies ist ein Naturgesetz, das so sicher funktioniert wie die Schwerkraft. Menschen sollen helfen, weil sie es als wichtig empfinden und weil sie es aus ganzem Herzen wollen. Für *sich* wollen. Menschen schützen immer das, was ihnen selbst wichtig und wertvoll ist. Und wichtig ist uns das, wovon wir in irgendeiner Weise profitieren können. Genau an diesem Punkt setzt Enertree an. Wir kommen nicht umhin, über das Waldsterben und die Abholzung der Regenwälder zu berichten. Das gehört in dieses Buch, zu unserer Realität und zur Entwicklung auf dieser Erde. Aber wir wollen klar vermeiden, bei Ihnen als Leser ein schlechtes Gewissen zu produzieren oder Sie zu einer Hilfe- oder gar Protestaktion zu bewegen. Weil das allein weder Ihnen, dem Baum noch dem Wald nützt. Druck erzeugt Gegendruck, und Widerstand ist ein gewaltiger Energiefresser.

Wir wollen Sie mit diesem Buch an das Gefühl der Liebe und Wertschätzung für die Bäume und Wälder erinnern. Enertree bringt den Menschen die Bäume näher, und zwar als Helfer. Durch den Zugang über das Holz wird ein Bewußtsein geschaffen, daß Holz und Baum identisch sind und daß wir sogar in unseren Wohnungen und Häusern von der Kraft der Bäume umgeben sind und davon Nutzen gewinnen können. Wir wollen bewußtmachen, daß jeder mit diesen Kräften kommunizieren kann und daß diese Kräfte helfen, das Leben zu meistern. Nicht wir müssen den Bäumen helfen, die Bäume helfen uns. Wenn dieser unglaubliche Wert fest in unserem Bewußtsein verankert ist, werden wir Bäume als Freunde empfinden und uns mit ganzer Kraft für sie einsetzen. Enertree versucht nicht zu belehren, es zeigt nur Möglichkeiten auf und vermittelt Erfahrungen; die Lehren darf jeder je nach seiner Offenheit und Bereitschaft selbst daraus ziehen.

Im Grunde genommen geht es bei Enertree weniger um den Baum und Wald in der physischen Außenwelt, sondern um den Baum und den Baumaspekt in uns selbst. Stirbt eine

Baumart in der Außenwelt, ist sie auch tot im Inneren der Menschheit. Lebt sie aber im Inneren, dann kann sie im Außen nicht sterben. Solange Menschen in Liebe und Freundschaft in ihren Herzen mit den Bäumen verbunden sind, wird es Bäume geben, und wir werden gesund leben. Jeder liebevolle Gedanke, jede Anerkennung seines Potentials ist Energie für die Baumwelt. Daß wir den Kontakt zu nur zwölf Bäumen erhalten haben und in diesem Buch nur zwölf Bäume beschreiben, heißt keinesfalls, daß uns die anderen Baumarten nicht genauso wichtig sind. Aber die Bäume waren wohl der Meinung, daß für unsere Zwecke weniger »Menge« mehr Qualität bedeutet. Bei den zwölf Baumarten dieses Buches handelt es sich klar um Repräsentanten der Baumwelt – wichtige Repräsentanten für unseren Wohn- und Sprachraum. Sie stehen sozusagen für alle, und Enertree ist ein Impuls, der sich auswachsen kann.

Neben der grundsätzlichen Liebe und Anerkennung könnte ein weiterer Synergieeffekt sein, daß viele Menschen sich beim Möbelkauf bewußter verhalten, das Umfeld mehr respektieren und nach heimischen Hölzern von Bäumen verlangen, welche die Menschen in ihrer Gegend unterstützen. Dadurch könnte eine konzentriertere Umverteilung des Anbaus in Richtung Mischwald erreicht werden, was wiederum den Bäumen direkt zugute kommt. Außerdem würde die Nachfrage an tropischen Hölzern zurückgehen, was dazu beitrüge, die dortige Situation der Abholzung zu regulieren. Ein ganz anderer Punkt, den Enertree anspricht, und zwar durch die Arbeit mit den Holzessenzen, ist unsere Luftverschmutzung, eine der Hauptursachen des Waldsterbens. Trotz zahlreicher Studien und ernsten Warnungen von anerkannten Fachleuten scheint sich in diesem Bereich nur sehr wenig, und das viel zu langsam, zu bewegen. Daß wir

Menschen nur dank der Atmosphäre auf dieser Welt leben können, scheint nur unzureichend in unserem Bewußtsein verankert zu sein. Daher ist es wohl auch nicht wichtig genug, dafür konsequent nachhaltige Maßnahmen umzusetzen. Die Erdatmosphäre und wie wir mit ihr umgehen ist nichts anderes als ein Spiegel des Bezugs zu unserer eigenen Atmosphäre, der Aura. Wie im Großen, so im Kleinen. Wir Menschen sind alle eine eigene Welt im kleinen und leben genauso in einer Atmosphäre wie auch unsere Erdkugel. Eine vergiftete Erdatmosphäre bedeutet auch eine vergiftete Aura und umgekehrt. Viele Menschen in unserer materiell orientierten Hemisphäre sind sich aber weder dieser Tatsache noch ihrer eigenen Atmosphäre (Aura) und der Zusammenhänge mit dem persönlichen Wohlbefinden bewußt. Wenn unsere Aura vital und ausgeglichen ist, geht es uns gut. Ist sie hingegen zerfetzt, schwach und grau, werden wir das sehr bald auch körperlich spüren und vielleicht einen Arzt aufsuchen, der dann versucht, physische Ursachen zu finden und die physische Struktur zu behandeln. Der Ansatz von Enertree ist es, die Energie der Bäume mittels der Essenzen in die Aura des Menschen zu bringen und die feinstofflichen Körper, nicht den physischen Körper zu beeinflussen. Enertree schafft so ein Bewußtsein für das Feinstoffliche, unsere eigene Aura, und der Lerneffekt geschieht über die eigene Erfahrung, was die nachhaltigste Verankerung im Verhalten bewirkt.

Menschen, welche die Energie der Bäume und Essenzen in ihre Aura bringen, arbeiten direkt an ihrer persönlichen Atmosphäre. Sie reinigen sie. Dadurch wird – weil in dieser Welt alles vernetzt ist – auch die Erdatmosphäre zu einem winzigen Teil gereinigt. Je mehr Menschen das tun, um so größer und nachhaltiger wird die Kraft der Reinigung. Die Erde scheint von einem Gürtel der Negativität umgeben zu sein, erzeugt von den negativen Gedanken, Gefühlen und Taten der Menschen. Das ist nachvollziehbar und spürbar. Wenn wir mit einem Flugzeug in zehntausend Metern Höhe fliegen oder auch nur auf dem Gipfel eines hohen Berges stehen, fühlen wir uns leichter, erhoben, weil wir dann über diesem negativen Gürtel sind. Überall da, wo keine oder nur ganz wenige Menschen leben, ist die Atmosphäre besser. Selbst in den Tiefen der Meere.

Wenn wir also an unserer eigenen Atmosphäre arbeiten, beeinflussen wir auch die Erdatmosphäre und helfen damit den Bäumen. Und je mehr, desto besser. Dabei geht es nicht vordergründig um die Qualität der Luft, die ja wiederum auch nichts anderes als das physische Abbild einer höheren Realität ist. Während der Arbeit mit den Bäumen bringen wir höhere Realitäten in die Atmosphäre und verankern sie, was letztlich allem Leben auf dieser Erde zugute kommt. Zuerst wird das Bewußtsein verändert, dann erst ergeben sich die anderen Auswirkungen. Wir werden seelisch stärker, sehen klarer, können besser denken und handeln verantwortlicher. Eine Flut von Veränderungen wird die sichere Folge sein.

Immer noch herrscht ein allgemeiner »Methodenstreit«, ob der äußere oder der innere Ansatz nützlicher und effektiver sei. Bewirkt der meditierende Yogi mehr für die »allgemeine Weltverbesserung« oder das Greenpeace-Schiff? Aus unserer Sicht und dem Verständnis der Polaritäten ist diese Frage müßig und irrelevant. Ein Mensch, der nicht äußerlich erkennbar handelt, aber durch meditative Zustände innerlich sehr aktiv ist, kann genausoviel bewirken wie einer, der als »Greenpeacer« durch die Welt streift. Es braucht doch beide. Der eine arbeitet feinstofflich, der andere im physischen Bereich. Die Effizienzfrage ist überhaupt nicht entscheidend, weil sie lediglich wieder Polaritäten schafft.

Es gibt kein Richtig und kein Falsch, nur ein Nützlich. Jeder tut das, was seiner Natur entspricht.

Es ist schön, zu wissen, daß wir Menschen untereinander durch morphische Felder in Verbindung stehen. Insofern ist es möglich und konstruktiv, bewußt an diesen Feldern zu arbeiten und Neuerungen einzubringen. Und dazu ist es nicht eine unabdingbare Voraussetzung, daß die Gesamtheit aller Menschen mitarbeitet und eine bestimmte Erkenntnis trägt, nein, es genügt ein gewisser, sogar kleiner Teil. So hätten beispielsweise nach der Bibel »zehn Gerechte« in der Stadt Sodom deren Untergang verhindern können. Die Arbeit und Wirkung über die morphischen Felder ist ein weiterer Aspekt und Synergieeffekt von Enertree. Wir sind bestrebt, das Wissen um die Prinzipien der Bäume einer möglichst breiten Öffentlichkeit zugänglich zu machen, damit es über die Wirkung auf das morphische Feld der ganzen Menschheit zur Verfügung steht. Jeder Mensch, der von Enertree erfährt und mit den Baum- und Holzenergien arbeitet, wird selbst zum Teil dieses Projekts und trägt mit seiner Verantwortung zum Gelingen bei. Wir bitten Sie in diesem Zusammenhang nicht um materielle Zuwendungen, sondern ausschließlich um Herz. Und das kann jeder geben, wie seine individuelle Situation auch immer aussehen mag. Schließen Sie die Bäume als diejenigen Freunde in Ihre Herzen ein, die sie uns Menschen wirklich sind. Auch wenn Ihnen unser Buch unglaublich erscheint, urteilen Sie nicht – um eine chinesische Weisheit zu zitieren –, bevor Sie nicht »mindestens tausend Schritte in unseren Schuhen gewandert« sind. Geben Sie sich und der Sache Zeit, und üben Sie auch mit uns Geduld, wenn Sie nicht mit allem einverstanden sind.

4   Wie finde ich den richtigen Baum?

Glaubt man den Experten, dann ist die Erde vermutlich der einzige Planet im Universum, der nur von einem Mond umkreist wird. Dies führt dazu, daß mit den Mondphasen nicht nur der Erdball, sondern auch sein Magnetfeld verzerrt wird, was zu Ungleichgewichten – Polaritäten – auf allen Ebenen führt. Insofern scheint es völlig normal, daß unser heutiges Leben von Polaritäten und den immer wiederkehrenden Fragen nach gut oder schlecht, richtig oder falsch dominiert wird. Etwas falsch zu nennen schließt eine Beurteilung und gleichzeitig Widerstand ein. Wer etwas beurteilt, hält Energie genau an dieser für ihn unpassenden Stelle fest, und nach dem Resonanzgesetz werden wir dann mit dem konfrontiert, was wir am meisten verneinen oder ablehnen. Die Frage nach dem richtigen Baum oder dem richtigen Holz löst aber auch die Assoziation aus, daß es falsche Bäume und Hölzer geben kann. Doch diese Vermutung ist so nicht richtig, denn es gibt keine Zufälle, kein Glück und kein Pech. Vielmehr erschaffen wir mit unseren Gedanken und Gefühlen Energien, die wiederum Energien ähnlicher Qualität anziehen. Insofern soll in diesem Kapitel gezeigt werden, wie jeder denjenigen Baum und dasjenige Holz finden kann, das ihm in seinem derzeitigen Zustand am meisten nützt.

Wenn Sie bereits Erfahrungen mit alternativen Heil- und Behandlungsmethoden, etwa der Bachblütentherapie, gesammelt haben, sind Sie mit der grundsätzlichen Ausrichtung von Enertree, dem Fragen nach Zuständen, schon vertraut: Auch bei Enertree steht nicht die physische Manifestation der Krankheit im Vordergrund, sondern man fragt nach den Ursachen, die hinter den äußeren Symptomen liegen. Die meisten körperlichen Beschwerden und Krankheiten haben – wie wir bereits im vorangegangenen Kapitel gesehen haben – ihre Ursachen im seelischen Bereich. Die Seele drückt vorhandene Defizite, wenn sie nicht auf dieser Ebene geklärt werden, im wahrsten Sinne des Wortes in den physischen Körper hinein. Sie verdichtet, schafft Blockaden und somatisiert. Der Körper leidet überwiegend an den Folgen von Gefühlen und Gedanken und kaum an körpereigenen Defekten. Allergische Reaktionen können zum Beispiel nur auftreten, wenn das Bewußtsein sich im Körper befindet.

Die Beziehungen zwischen Körper und Seele dringen in der heutigen Zeit zwar langsam, aber immer deutlicher in das Gesundheitsverständnis der breiten Bevölkerung. Tatsächlich kann man jedes Organ und jeden Vorgang im Körper einer bestimmten seelischen Komponente zuordnen, die ihr Leiden und Defizit im entsprechenden Organ physisch ausdrückt. Nicht mehr Krankheit, Symptome und Schmerzen stehen also im Vordergrund. Einem Menschen mit Nierenproblemen, den man mit Enertree behandelt, würde man also nicht ein Holz geben, das gegen die Nierensymptome wirkt, sondern man müßte sich fragen, was hinter den Symptomen steckt. Die Nieren reagieren häufig bei Ängsten und Beziehungsproblemen. Je nachdem, ob nun Wut, Angst oder Überforderung stärker ausgeprägt sind, können Menschen unterschiedlich, und zwar in einer ganzen Bandbreite von Symptomen reagieren. Auch wenn wir (spätestens nach der Lektüre des nächsten Kapitels) wissen, daß die Birke uns generell etwas über das Thema »Beziehung« lehren kann, sollte Birke nicht generell bei Beziehungsproblemen verordnet oder blindlings genutzt werden. Denn wir können nicht wissen, ob der jeweilige Mensch schon bereit ist, seine Lektion zu lernen und den entsprechenden Entwicklungsschritt zu vollziehen. Lassen wir ihn seine Hölzer aber selbst auswählen, wird er genau das für ihn im Moment nützliche Holzprinzip finden, und er wird die Birke dann auswählen, wenn er bereit ist, etwas über Beziehungen zu lernen.

In diesem Buch finden Sie deshalb nur im Anhang Angaben über physische Symptome, die Ihnen lediglich als Hilfe zur Erkennung der Seelendefizite dienen sollen. Heilt man die Ursache, dann verschwindet auch das Symptom. Zugegeben, am Anfang braucht es ein Umdenken und vielleicht auch ein wenig Mut, die Symptome in den Hintergrund zu stellen und sich auf die Ursachen zu konzentrieren. Nach den ersten Erfahrungen werden Sie aber merken, daß die Ursachenbehandlung viel nachhaltiger wirkt als reine Symptombekämpfung, und Sie werden vielleicht bald auch zu den Menschen gehören, die beim Auftreten eines Krankheitssymptoms nicht nur den Arzt aufsuchen, sondern sich auch ein Holz auswählen. Enertree und die Holzenergien haben eine kraftvolle und phantastische Wirkung. Sie eignen sich zur Persönlichkeitsentwicklung, zur Vorbeugung gegen körperliche Krankheiten und zur Unterstützung einer fachgerechten Behandlung. Aber bitte denken Sie daran, Enertree ist kein Heilmittel und kann eine Behandlung nicht ersetzen.

Die Auswahl der Hölzer

Obwohl es verschiedene Möglichkeiten zur Auswahl der »richtigen« Hölzer gibt, geht es darum, die für die eigene Person angenehmste zu finden. Zu diesem Zweck können Sie unser Holzset verwenden, das dazu dient, die Eigenart jedes Holzes mit allen Sinnen zu entdecken und das passende (nützliche) Holz bzw. dessen Seinszustand herauszufinden und seine Wirkung zu erfahren. Dieses Holzset wird in den nächsten Kapiteln noch ausführlicher besprochen. Letztlich ist es Ihre Entscheidung und Ihr Gefühl, wie Sie vorgehen wollen. Sie können die Hölzer so »zufällig« auswählen, wie die Lottozahlen gezogen werden. Sie können sich auch mit Hilfe des Textes einer Selbstanalyse unterziehen und auf dem Papier diejenigen Hölzer auswählen, die Sie im Moment am meisten ansprechen. Das Vorgehen wird vermutlich durch Ihren Lerntyp, also die individuelle Vorliebe für neue Informationen, dominiert: Bildlich orientierte Menschen werden sich die Hölzer ansehen, und haptisch Orientierte (Tastsinnige) werden die Hölzer begreifen wollen, während kognitive Denker vom Text ausgehen werden. Wichtig ist, daß Sie am Anfang nur an der eigenen Person arbeiten und nicht für andere Menschen Hölzer auswählen (Fremddiagnose). Und entscheidender als die Art der Auswahl ist die persönliche Vorbereitung und die Einstimmung auf die Holzarbeit.

Vorbereitung und Einstimmung

Je nachdem, wo wir uns aufgehalten haben und wie wir uns fühlen, ist unsere Aura licht und kraftvoll oder eher schwach geladen und aufgewühlt. Da dieser Zustand einen hemmenden Einfluß auf das Resultat der eigenen Persönlichkeitsarbeit haben kann, ist es sinnvoll, sich auf das Auswählen des Holzes vorher einzustimmen. Diese Einstimmung bewirkt eine Art Reinigung von störenden Energien und eine Konzentration auf die bevorstehende Arbeit. Es ist wichtig, daß dieser Moment für Sie etwas Besonderes darstellt und daß Sie Enertree aus einer entspannten Haltung heraus beginnen. Bitte seien Sie sich bewußt, daß die persönliche Offenheit in Ihrem Bewußtsein für die Kontaktaufnahme mit dem Reich der Bäume von Bedeutung ist. Die Beziehung, die Sie zu den Bäumen aufbauen, ist in gewissem Sinne genauso wichtig wie der erste Eindruck beim Kennenlernen von Menschen.

Bevor man mit den Hölzern arbeitet, kann es auch hilfreich sein, ein warmes Bad oder eine Dusche zu nehmen, um sich zu entspannen und negative Energien wegzuspülen. In einem entspannten Zustand fällt es uns leichter, die Baumenergien wahrzunehmen, wobei Ihnen bewußt sein sollte, daß die Baumenergien zwar nur sehr fein spürbar sind, ihre Wirkung aber in jedem Fall sehr stark ist.

Stellen Sie sich nun eine spiegelglatte Wasseroberfläche in einem türkisfarbenen Wasserbecken vor. Halten Sie in Gedanken ein Stück Holz in die Mitte des Beckens, und beobachten Sie, wie seine Schwingung die Wasseroberfläche in ringförmige Vibrationen versetzt. Stellen Sie sich nun vor, daß Sie selbst in diesem Wasser sind, und sehen Sie, wie die Vibrationen – die vom Holz ausgehen – Sie erreichen:

- Sie erreichen Sie *körperlich* über die *Haut* und dringen überallhin, erreichen jedes *Organ*.
- Sie erreichen Sie *seelisch*, dringen in jedes *Gefühl*; Sie *sind* das Wasser.
- Sie erreichen Sie *geistig*, dringen in *Ihre* Gedanken; Sie *sind* das Wasser.

Übung, um eine Beziehung zu den Hölzern zu schaffen

Es kann durchaus sein, daß Sie am Anfang noch gewisse Schwierigkeiten empfinden, den Zugang zu den Hölzern zu erhalten. Mit einer einfachen Übung können Sie Ihr Bewußtsein öffnen. Suchen Sie dabei nicht zu weit, denn meistens wachsen die Bäume, die Sie brauchen und die Ihnen helfen können, »zufällig« in Ihrer nächsten Umgebung:

- Schauen Sie sich in Ihrer Umgebung um, welche Bäume da wachsen!
- Welche sind vor Ihrem Fenster, Ihrer Tür oder in Ihrem Garten? Diese haben Ihnen am meisten zu sagen.
- Sie können auch Ihre Vergangenheit erforschen und sich daran erinnern, welche Bäume bei Ihrem Elternhaus wuchsen.
- Unter welchen Bäumen haben Sie sich besonders oft aufgehalten oder gespielt?
- Auf welche Bäume sind Sie als Kind geklettert?
- Was sagt Ihnen ihr Wesen, und wie sind sie heute?

Was wollen Sie von den Bäumen?

Das wichtigste ist dann, daß Sie sich klarwerden, was Sie von den Bäumen konkret wollen und wie die Bäume Sie unterstützen sollen. Wie bei Orakelsystemen, zum Beispiel Tarot oder I Ging, ist es auch bei den Hölzern wichtig, sich konzentriert auf ein Thema zu fokussieren, zu dem Sie Rat von den Bäumen erhalten möchten. Nur wer klare Fragen stellt, erhält auch Antworten, mit denen er etwas anfangen kann. Nach der Einstimmung können Sie beginnen, Hölzer zu ziehen, und je nachdem, welcher Lerntyp Sie sind, werden Sie sich für eine der folgenden Auswahlmöglichkeiten entscheiden. Wir sprechen in diesem Zusammenhang auch von Diagnosetechniken.

Sensitive Diagnosetechniken

Bei der »Diagnosetechnik mit offenen Augen« stellen Sie die zwölf Enertree-Hölzer in einem Halbkreis vor sich auf und betrachten jedes einzelne genau. Dann lassen Sie Ihren Blick von links nach rechts über alle Hölzer wandern. Bei einigen wird Ihr Blick hängenbleiben wie bei gewissen Menschen, denen Sie begegnen. Stellen Sie diese Hölzer etwas nach vorn, und lassen Sie Ihre Augen erneut von Holz zu Holz wandern. Bei welchen bleiben Ihre Augen diesmal hängen? Verfahren Sie so weiter, bis nur noch ein bis maximal drei Hölzer übrigbleiben. Dies sind die Hölzer, die Ihnen jetzt helfen können.

Die Hölzer sind auf der Unterseite mit dem internationalen Namen gekennzeichnet, der mit der Beschreibung der Bäume in diesem Buch übereinstimmt. Dadurch können Sie leicht nachschlagen und herausfinden, welches Baumprinzip hinter Ihrem gewählten Holz steckt.

Sollte Sie diese Methode nicht ansprechen, kein Problem, lesen Sie weiter. Es gibt eine geeignetere Diagnosetechnik für Sie, vermutlich sind Sie in diesem Fall kein visuell-orientierter Lerntyp.

Bei der »Diagnosetechnik mit geschlossenen Augen« können Sie zum Beispiel Ihr Holz auch kinästhetisch (über den Tastsinn) auswählen, indem Sie bei geschlossenen Augen mit einer Hand langsam von einem Holz zum anderen tasten und dabei darauf achten, was Sie empfinden. Bei welchem Holz haben Sie das Gefühl, daß Sie es brauchen? Diese Art der Wahl ist besonders dann von Vorteil, wenn Sie einzelne Hölzer schon von ihrer Struktur und Färbung her kennen sollten und sich dadurch in Ihrer Wahl beeinflußt fühlen.

Selbstanalyse

Eine weitere, beliebte Möglichkeit beginnt damit, daß Sie zuerst die Beschreibung aller Bäume durchlesen und darauf achten, welcher Baumtyp Sie am meisten anspricht oder welche Baumenergie Sie als momentanen Bedarf erkennen. Bei dieser Methode gibt es allerdings eine Einschränkung. Wenn es darum geht, innere Blockaden zu erkennen und aufzulösen, empfiehlt es sich, nicht wie in dieser Methode kognitiv vorzugehen, sondern eine andere gefühlsorientierte Diagnosetechnik zu wählen. Der Grund dafür ist die alte Geschichte vom »blinden Fleck«. Unser Wachbewußtsein ist in solchen Fällen nämlich selten »objektiv«, weil es nicht alle Aspekte der Situation erkennt und sich leicht etwas vortäuschen läßt.

Kinesiologische Diagnose

Unser energetisches System reagiert äußerst sensitiv auf Energien, und es heißt, daß der Körper nicht lügt. Deshalb ist die kinesiologische* Diagnose ein sehr zuverlässiges Instrument, den richtigen Baum für sich zu orten. Für einen einfachen kinesiologischen Selbsttest, den Sie ganz allein

---

* Unter Kinesiologie versteht man das Wissen um energetische Blockaden und deren Auflösung durch bestimmte Bewegungsabläufe (griech. *kínesis* = »Bewegung des menschlichen Körpers«).

durchführen können, benötigen Sie lediglich eine Personenwaage. Stellen Sie die Waage vor sich auf einen Tisch, und versuchen Sie, mit gestrecktem Arm und einer Hand einen Moment lang Gewicht auf die Waage zu bringen – und zwar so fest Sie können. Beachten Sie dabei genau die Anzeige. Um dafür das richtige Gefühl zu bekommen, probieren Sie es am besten mal aus. Sagen Sie zu sich: »Ich bin ...« (Ihren Namen), und drücken Sie die Waage. Sagen Sie dann zu sich: »Ich bin ...« (den Namen von jemand anderem), und drücken Sie wieder. Sie werden feststellen, daß die Waage nicht mehr denselben Wert anzeigt. Unser energetisches System reagiert sofort, und diejenige Annahme, die für uns stimmt, läßt das System besser, energievoller arbeiten.

Genauso können Sie die einzelnen Hölzer an sich austesten. Halten Sie ein Holz nach dem anderen mit der einen Hand auf Ihr Herzzentrum, und drücken Sie mit der anderen die Waage. Dasjenige Holz, das Ihr System im Moment am besten verwenden kann, wird den stärksten Ausschlag bringen. Zwischen dem Austesten der einzelnen Hölzer sollten Sie sich jeweils durch ein paar Atemzüge entspannen und ausgleichen.

Fremddiagnose

Je mehr Sie mit den Enertree-Hölzern arbeiten, desto mehr werden Sie fasziniert sein von der Einfachheit, der Kraft und den Unterstützungsmöglichkeiten, die in ihnen stecken. Wie mit allen Dingen, die einen selbst begeistern, wird möglicherweise bald der Wunsch auftreten, seine Erfahrungen mit anderen zu teilen. Vor allem, wenn man in seinen Freunden und Bekannten erkennt, welche Baumtypen sie verkörpern und welche Bäume ihnen helfen könnten.

Wann immer Sie andere Menschen mit Enertree bekannt machen, sollten Sie betonen, daß die Eigendiagnose im Vordergrund steht. Wenn Sie sich noch nicht sehr sicher sind, daß dieses oder jenes Holz passend ist, empfehlen wir Ihnen, andere ihre Hölzer selbst auswählen zu lassen. Auch wenn Sie in irgendeiner Weise therapeutisch mit anderen Menschen arbeiten, ist es gut, eine gewisse Zeit an sich selbst Erfahrungen zu sammeln, bevor Sie mit Enertree an anderen arbeiten. Das Besondere an Enertree ist gerade die Tatsache, daß es nicht rezeptiv verordnet wird, sondern jeder selbst das Holz auswählen kann, welches ihm hilft. Fremddiagnose sollte nur in Fällen angewendet werden, wo eine Selbstwahl ausgeschlossen erscheint – beispielsweise bei Pflanzen, Tieren, bei Neugeborenen oder bei verwirrten Menschen.

Die Anwendung von Enertree

Nachdem Sie das Enertree-Holz ausgewählt haben, von dessen Energie Sie sich bei der Bearbeitung eines Themas unterstützen lassen wollen, haben Sie verschiedene Möglichkeiten, das Holz wirken zu lassen oder mit dem Holz zu arbeiten.

Bei der Unterstützung im Schlaf legen Sie das Holz oder die Hölzer während der Nacht unter Ihr Kopfkissen. Stellen Sie sich geistig auf Ihr Thema ein, und bitten Sie den Baum um seine Unterstützung. Diese Bitte ist ganz wichtig, weil der Baum nichts unternimmt, ohne daß Sie ihn darum gebeten haben.

Um eine Wirkung über den Energiezentren (Chakren) zu erreichen, legen Sie das oder die Hölzer auf Ihre Chakren, und zwar in Längsrichtung zu Ihrer Körperachse. Versuchen

Sie zu spüren, in welcher Polarität Sie die beste Wirkung haben. Es kann durchaus sein, daß das Holz einmal auf dem Kopf steht und ein andermal nicht, denn die Namen auf den Hölzern kennzeichnen nur die Holzart und haben mit der Polarität nichts zu tun. Stellen Sie sich auf das Thema ein, und atmen Sie die Energie des Holzes über das Zentrum, auf welchem das Holz gerade liegt.

Zur begleitenden Energieaufnahme tragen Sie das Holz während des Tages auf sich (vielleicht unter den Kleidern oder in der Hosentasche) und denken jedesmal, wenn Sie das Holz spüren, an die Veränderungen, die Sie sich wünschen.

Sie können auch eine Holzmeditation durchführen, wobei Sie wie folgt verfahren: Begeben Sie sich in einen meditativen Zustand, wobei das Holz entweder in Ihren Händen ruht oder so vor Ihnen aufgestellt ist, daß Sie Kontakt zu ihm haben. Nachdem Sie die innere Verbindung mit der Kraftquelle hergestellt und Ihre Zentren geöffnet haben, bitten Sie den Baum, in Ihr Herz- oder Thymuszentrum zu kommen. Laden Sie ihn ein, und visualisieren Sie, wie er von einer Stelle über Ihrem Scheitel langsam durch den Kanal in Ihr Herzzentrum kommt. Spüren Sie dabei, wie seine Energie und Botschaft in jede Zelle Ihres Körpers eindringt, bis Sie ein Teil von ihm sind – und er von Ihnen.

Die Hölzer entfalten ihre Wirkung, ob wir sie im Raum aufstellen oder bei uns tragen. Durch Auflegen auf die Chakren können wir die Holzenergien gezielt einsetzen bzw. wirken lassen. Durch Aufstellen im Raum kann die Atmosphäre des Raumes beeinflußt werden.

Es empfiehlt sich, für eine gewisse Zeit (mehrere Tage bis Wochen) mit einem Holz zu arbeiten oder zumindest so lange, bis Wirkungen spürbar geworden sind oder bis Sie das entsprechende Baumprinzip verstanden zu haben glauben.

5   Die zwölf Enertree-Hölzer

Nachdem die ersten Kontakte mit den Bäumen stattgefunden hatten und die ersten Botschaften durchgekommen waren, konnten wir weder die Dimension des Gesamtprojekts Enertree erfassen, noch war für uns die genaue Zielrichtung absehbar. Natürlich stand zuerst einmal die Wechselwirkung Baum–Mensch unter dem Motto »Wir unterstützen die Bäume, und die Bäume helfen uns« stark im Vordergrund. Aber wo sollte das Projekt genau hinlaufen und welchem Zweck sollten die übermittelten Informationen dienen, fragten wir uns bei jedem noch so kleinen Entwicklungsschritt. So blieb uns vorerst nichts anderes übrig, als uns überraschen zu lassen und möglichst flexibel auf die Botschaften zu reagieren. Lange Zeit hatten wir den Eindruck, daß uns »nur« der Schlüssel zwischen allen Bäumen und den entsprechenden Baumprinzipien mitgeteilt werden sollte. Darum war das Enertree-Buch von Anfang an eine klare Sache, und wir begannen, die Botschaften der Bäume zu einem Manuskript zu verarbeiten und einen geeigneten Verlag zu suchen. Zwölf Bäume, deren Prinzipien im folgenden dargestellt sind, hatten sich nacheinander mit uns in Verbindung gesetzt.

Nachdem wir aber vergebens auf das Zeichen eines möglichen dreizehnten Baumes gewartet hatten, begannen wir mit dem »Baum-Know-how« zu arbeiten. Zu diesem Zweck fertigten wir ein erstes Holzset an, um im Therapiebereich (irgendwelche) Erfahrungen zu sammeln. Das erste Holzset war ein Sammelsurium von handgefertigten, unbehandelten, recht groben Prototypen aus Hölzern, die ganz normalen Schreinereien entstammten. Trotz phantastischer Erfolge im Diagnosebereich von seelischen Blockaden standen wir diesen Prototypen mit recht gemischten Gefühlen gegenüber. Dann da wir den Baum als empfindendes Lebewesen betrachten, hatten wir anfänglich große Skepsis, ob Hölzer aus dem Handel für unsere Zwecke überhaupt zu verwenden seien. Die Vorstellung, daß ein Lebewesen ohne Vorwarnung mit einer Kettensäge abgetrennt und nach längerer Lagerungszeit in ein Sägewerk geschleift wird, wo riesige Maschinen seinen prachtvollen Leib zerstückeln, machte uns starke Zweifel. Zweifel, ob ein solches Holz für den Menschen überhaupt noch eine positive Wirkung haben kann, weil die Verletzungen des Baumes im Holz noch enthalten sein müßten. Deshalb waren wir mehr als überrascht, als wir feststellten, daß trotzdem jedes Holz eine ganz eigene Energieausstrahlung aufwies. Diese Energieausstrahlung wurde später in verschiedenen Meßversuchen nachgewiesen. Interessant war zudem, daß sich die Ausstrahlung verstärkte, je länger das Holz in der Hand gehalten wurde und man sich mit seinem Prinzip beschäftigte. Es war so, wie die Bäume in ihren Botschaften zugesagt hatten: Sie geben den Menschen wirklich ihre volle Unterstützung!

In der Zeit, als sich Peter Salocher in Wien mit den Bäumen verband, um ihre Botschaften zu notieren, kam es immer wieder vor, daß einzelne von ihnen Anregungen zum Gesamtprojekt gaben. Sie erwähnten auch einmal die Möglichkeit, die Energie im Holz, die durch den Schock des Fällens und Zersägens teilweise blockiert wurde, wieder nachträglich zu befreien. So entwickelten wir auf Anregung der Bäume eine Art Öl, das auf einer Mischung von verschiedenen Kräutern, Heilpflanzen, ätherischen Ölen und Wachs basiert.

Nachdem die Hölzer in der von ihnen angegebenen Weise behandelt waren, stellten wir deutlich fest, daß die Baumenergie danach viel klarer, reiner und stärker zu spüren war. Um sicherzugehen, daß dieses Ergebnis nicht etwa durch die eigene Erwartungshaltung und den Plazeboeffekt zustande gekommen war oder verfälscht wurde, ließen wir die Hölzer bei verschiedenen Radiästhesisten und sensitiven Menschen testen. Weder sie noch wir konnten bei den Versuchen wissen, welche der Hölzer behandelt waren und welche nicht. Auch sie kamen einhellig zum selben Resultat, daß die behandelten Hölzer eine wesentlich höhere Energie (plus 60 bis 80 Prozent) aufwiesen als die unbehandelten.

Wir hatten also eine brauchbare Methode gefunden, um blockierte Energie im Holz vom Schock zu reinigen – eine Methode, die Enertree noch stärker zu dem macht, was es wirklich ist: Energie induzierende Hölzer.

Jedes Holz hat eine enorme positive energetische Ausstrahlung, die von Baum zu Baum und Holz zu Holz verschiedene Aspekte/Seinsprinzipien im Menschen zum Schwingen bringt. Um Ihnen eine erste Übersicht zu verschaffen, haben wir diese verschiedenen Aspekte zusammengefaßt und in Tabellen dargestellt. Tabelle 1 zeigt Ihnen die Gesamtübersicht der Baum- und Holzenergien in bezug auf das Grundprinzip, den Grundzustand und die Verbindung zu den Chakren. Die Zusammenstellung der Seinsprinzipien in Tabelle 2 wurde durch die Bäume selbst übermittelt und zeigt die großen, übergeordneten Zusammenhänge und Verbindungen zu Aspekten, wie sie in den meisten Religionen erklärt werden sollen. Auf den folgenden Seiten werden diese Baumprinzipien dann nacheinander ausführlicher besprochen. Der Text basiert wie gesagt auf den Originalbotschaften der Bäume, die zum besseren Erkennen

Tabelle 1: Gesamtübersicht Baumenergien

Baum	Prinzip	Zustand	Verbindung der Chakren
Linde, lime-wood	Gemeinschafts-sinn, Ganzheit	Trost nährend, Versöhnung mit anderen, Wachstum, Entspannung, Wandel	Kronenzentrum mit Herz
Föhre (Kiefer), pine-wood	Das Recht zu sein im Sinne von Geburtsrecht	Unschuld, Selbstwert	Basis und Herz mit der geistigen Welt
Tanne (Fichte) fir-wood	Erwachen des Lichtbewußtseins und der Liebe	Licht in Körper und Aura, Lebendigkeit, Liebe und Nähe, Depression, Ängste	Aura mit Basiszentrum, höherem Selbst mit mit Basiszentrum
Lärche, larch-wood	Werden, Wachstum ohne Anstrengung	Wille	Höheres Selbst mit Harazentrum
Ulme, elm-wood	Kommunikation	Gleichgewicht, Starrheit und Starre	Drittes Auge mit Herz und Krone
Ahorn, maple-wood	Unsterblichkeit, Ausgleich zwischen Ideal und Materie	Himmel auf Erden, zentriert sein	Drittes Auge mit Basis
Birke, birch-wood	Weibliches Selbstbewußtsein	Eigenständigkeit, Verletzung des Gefühls durch männliche Energie	Sonnengeflecht mit Herz
Buche, beech-wood	Ewigkeit, Abstand, Fokus, Lebensziel	Überheblichkeit, Kritik, Ewigkeit	Verbindet die Zentren mit dem Über-Selbst
Esche ash-wood	Sonne, Zentrum, »Ich bin«, Transformation	Selbstverantwortung, höhere Oktave	Erhöht die Frequenz in allen Zentren, Gold in Chakren
Eiche, oak-wood	Weisheit, Gerechtigkeit, freier Wille	Intuition	Drittes Auge mit Sonnengeflecht
Kastanie, chestnut-wood	Freude, Geselligkeit, Heiterkeit	Freude	Sonnengeflecht mit Scheitel
Walnuß, walnut-wood	Vielseitigkeit, Abgrenzung Analyse Wissenschaft	Vergiftung Unterdrückung	Höheres Selbst mit Herz

Tabelle 2: Die Seinsprinzipien der Bäume

Baum	Seinsprinzip	Zustand
Linde:	Die Einheit des Seins	Barmherzigkeit, Vergebung, das weibliche Prinzip
Föhre (Kiefer):	Das himmlische Sein	Allmacht
Tanne (Fichte):	Das verkörperte Sein	Alliebe
Lärche:	Das Tun aus dem Sein	Allwille
Ulme:	Das bewegende Sein	Schöpfung, Kommunikation
Ahorn:	Die Unzerstörbarkeit des Seins	Unsterblichkeit
Birke:	Die Schönheit des Seins	Herrlichkeit
Buche:	Die Ewigkeit des Seins	Allgegenwart
Esche:	Die Metamorphose des Seins	Wandlung
Eiche:	Die Gerechtigkeit des Seins	Allweisheit, das männliche Prinzip
Kastanie:	Die Freude des Seins	Freude
Walnuß:	Die Vielseitigkeit des Seins	Das Wort

kursiv gedruckt sind. Wir haben die Texte in der Urform belassen, weil auch Worte Energie sind und wir den Energiefluß nicht verfälschen wollten. Für den einen oder anderen Leser mögen die Texte (zu) kurz sein. Natürlich könnte man – in kognitiver Hinsicht – über jeden einzelnen Baum ganze Bände schreiben. Aber die Kommunikation mit den Bäumen darf nicht auf rein intellektueller Basis erfolgen, sie muß ganzheitlich sein und auf allen Ebenen wirken.

Rund um die Kernbotschaften haben wir interpretierende Texte und Erfahrungen aus unserer Praxis angefügt, die das Verständnis des jeweiligen Baumprinzips verstärken und den Zugang erleichtern. Wenn Sie mit den Bäumen und Baumenergien arbeiten und Fragen haben, sollen Sie schnell die gesuchten Informationen finden können. Darum haben wir folgenden Textaufbau gewählt: Zuerst kommt bei jedem Baum eine allgemeine Einführung über Geschichte, Mythologie, Holzqualität, Vorkommen und Verwendung. Sie sollten zum Baum eine Beziehung schaffen können. Es folgt der »Originaltext des Baumes« über sein Prinzip und anschließend zum besseren Verständnis gleich eine Erläuterung aus unserer praktischen Arbeit. Dann kommt ein Abschnitt über den jeweiligen Baumtyp, denn wir finden leichter Zugang und Verbindung zum Baum, wenn wir ihn uns menschenähnlich vorstellen können. Auch dieser Text ist in Zusammenarbeit mit den Bäumen entstanden und stellt den Versuch dar, das Charakteristische des Baumes und seine Auswirkungen am (idealtypischen) Beispiel Mensch zu zeigen. Idealtypisch heißt, daß *ein* bestimmter Aspekt / *ein* bestimmtes Seinsprinzip herausgearbeitet wird, der/das in der Praxis so losgelöst in Reinform kaum anzutreffen ist. Menschen sind fast immer Mischungen aus verschiedenen Baumtypen. Es ist sinnvoll, diese Baumtypologie unabhängig von den bereits bekannten und etablierten Systemen (zum Beispiel den Archetypen von C. G. Jung, verschiedenen Körpertypen etc.) zu betrachten. Erstens, um Mißverständnisse zu vermeiden, und zweitens, weil ein Baumtyp wie gesagt nicht dem ganzen Menschen, sondern durchaus nur einem Teil seiner Persönlichkeit entsprechen kann. Jeder Typ entspricht einem bestimmten Seelenkonzept oder einem speziellen Energiepotential bzw. einer Schwingungsfrequenz.

Nach dem Baumtyp haben wir die Kernwirkung und einige Kernaussagen aufgeführt, damit Sie den Baumzustand noch besser erkennen können, und am Schluß jedes Kapitels finden Sie eine Übung, die Ihnen helfen wird, die Baumprinzipien aufzunehmen bzw. sich dieser Prinzipien zu erinnern. Wie bereits beschrieben wurde, sollte man sich bei der Wahl der Hölzer nicht nur auf seine intellektuellen, analytischen Fähigkeiten verlassen, sondern den sensitiven Diagnose möglichkeiten den Vorzug geben, um die Botschaften wirklich aufnehmen zu können.

Nicht immer scheinen die Botschaften völlig klar und verständlich zu sein. Dies mag daran liegen, daß uns die Bäume vielleicht gewisse Rätsel aufgeben, um einen Entwicklungsprozeß auszulösen. Ähnlich den Zenmeistern, die ihren Schülern sogenannte Koans aufgeben, das sind Rätsel, scheinbare Paradoxien, die intellektuell bzw. rational nicht zu lösen sind und die man nur erfahren kann. In diesem Sinne können wir Ihnen empfehlen, etwas zu meditieren, falls Sie eine Botschaft nicht auf Anhieb verstehen sollten. Öffnen Sie sich ganz einfach dem Baum und seinem Holz, und leben Sie ein paar Tage mit ihm. Lesen Sie seine Botschaft ab und zu durch, und denken Sie darüber nach. Fühlen Sie, wie es Ihnen geht, wenn Sie sein Holz in den Händen halten. Welche Gedanken gehen Ihnen dann durch den Kopf? Tun Sie das so lange, bis Sie das Prinzip des Baumes »verstehen«. Arbeiten Sie daran wie an einem Rätsel, das Sie unbedingt lösen wollen – aber ohne »Verbissenheit«. Das Verständnis kommt bestimmt. Vielleicht kommt die Antwort irgendwann im Laufe des Tages. Vielleicht ist alles, was Ihnen während dieser Zeit geschieht, ein Teil der Antwort. Wir können Ihnen versichern, daß der Baum mit großer Wahrscheinlichkeit versuchen wird, mit Ihnen zu kommunizieren. Er ist intelligent, und er wird einen Weg finden, daß Sie ihn verstehen können.

Je mehr wir im Verlaufe des Projekts mit den Bäumen arbeiteten, um so deutlicher bekamen wir die Auswirkung ihres ganzheitlichen Wesens zu spüren. Bäume sind eine Einheit, und sie handeln auch als Einheit. Jeder Baum verkörpert nicht nur sich selbst, sondern ist gleichzeitig auch ein Teil der anderen. Diese Eigenschaft soll generell bei hochentwickelten Lebewesen, zum Beispiel bei Walen und

Delphinen, vorhanden sein. Trotzdem hat jeder etwas, wodurch er sich von den anderen unterscheidet. Insofern verkörpert jeder Baum eine Einzigartigkeit, kann aber durchaus auch die Spezialität der anderen ausdrücken. Das ist die Vielseitigkeit in der Einheit!

Die Linde,
Enertree lime-wood

Es ist eine weitverbreitete Weisheit, daß die Linde den Menschen äußerst wohlgesinnt ist. Insofern erstaunt es auch nicht, daß die Linde der erste Baum war, zu dem im Enertree-Projekt der Kontakt zustande gekommen ist. Im deutschen Sprachraum, der im spirituellen Sinne als sehr fortschrittlich gilt, war die Linde (und nicht die Eiche) schon immer der Baum des Volkes. Sie ist der klassische Hausbaum und das Symbol für das menschliche Begegnungszentrum. Wie stark die Linde im Volksleben verwurzelt ist, zeigt die große Zahl von Flur- und Familiennamen in verschiedenen Sprachräumen Europas.

Der Name »Linde« kommt vom lateinischen Wort *lentus*, was biegsam heißt und das Holz und den Bast der Linde charakterisiert. In den meisten Sagen aller Länder sind Linden erwähnt, und fast immer werden sie als Baum der Liebe und Harmonie oder als Schutz-, Familien- oder Schicksalsbaum verehrt. Im Mittelalter galt die Linde als Bienenweide, und das weiche Lindenholz – das *lignum sanctum* – diente vielen großen Meistern der Schnitzkunst zur Erschaffung ihrer Kunstwerke. Eine weitere Spezialität der Linde ist ihr Reichtum an Bastfasern in der Rinde. Die ersten menschlichen Wesen haben sich ihre Kleider bereits aus Leinfasern und Lindenbast gewoben. Und auch Bogensehnen, Seile,

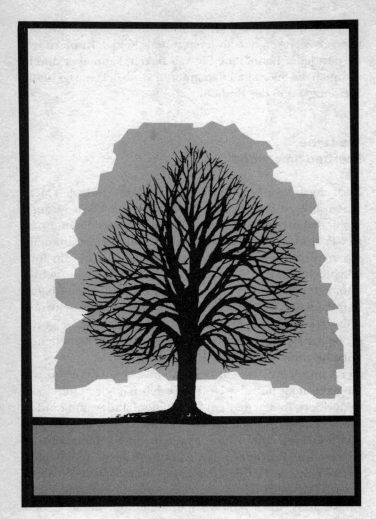

Abbildung 4: Die Linde

Schnüre, Säcke und Sattelzeug wurden aus Bast gefertigt. Die weiche Lindenholzkohle diente früher zur Herstellung von Schießpulver oder Zahnpflegemittel und wird heute noch als Zeichenkohle verwendet.

Das Kohlepulver der Linde gilt als desinfizierend und diente lange Zeit zur Heilung offener Wunden oder Geschwüre. Auch heute noch wird Lindenkohle in Apotheken als wirksames natürliches Mittel gegen Koliken und Durchfall geführt. Der Tee von getrockneten Lindenblüten ist schweiß- und wassertreibend, krampfstillend und blutreinigend. Wirkstoff ist das als Lindenblütenöl bekannte ätherische Öl, das eine ähnliche Wirkung wie Antibiotika hat.

Daß die Linden besondere Qualitäten und Energien innehaben, ist seit Urzeiten bekannt. Sie waren der Ort für Verliebte, für Erholung, Stille und angenehme Gesellschaft. Sie repräsentieren das weibliche Prinzip und sollten vor Blitzschlag und bösen Geistern schützen. *Welche* Energien und Ideale von den Linden ausgehen und mit *welchen* morphischen Feldern sie uns verbinden, darf in dieser Form und Informationsdichte als Neuland bezeichnet werden.

Die folgende Charakterisierung der Linden und die Botschaften an uns Menschen wurden von der höheren Bewußtseinsstufe der Bäume auf die menschliche Bewußtseinsstufe übertragen.

Das Prinzip der Linde (Originaltext Baum)

Wir sind der Baum des Lebens, die Urmutter, die alles nährt, die beruhigt und zuhört. Wir sind auch das Kind, das wir verstehen, das wir am Herzen tragen. Wir sind es selbst. Wir nehmen uns allem Schwachen, Hilfebedürftigen an wie die eigene Mutter. Wir sagen dir: »Ruh dich aus und träume, während du schläfst, singen wir dir ein Lied, das Lied von der gütigen Gottheit, die alles aus Liebe erschuf.«

Wir versöhnen dich mit deinem Schicksal, verbinden dich mit deinen Ahnen und mit deinen Nachkommen. Wir sind die Vermittler und Bewahrer der Tradition. Wir lehren euch, daß die Familie, die kleine wie die große, die Welt und der Kosmos, eins sind. Willst du Frieden schließen mit einem Feind, so komm zu uns. Willst du verzeihen und alten Streit begraben, komm zu uns. Die Alten wußten noch um unsere Kräfte, sie pflanzten in die Mitte jedes Dorfes eine Linde. Das brachte den Dorfbewohnern Eintracht und Zusammenhalt. Sie kamen zusammen unter der Linde, faßten Beschlüsse unter der Linde, und sie half ihnen, sich als Gemeinschaft zu sehen. Das ist unsere Botschaft! Wir sind stark, wenn wir zusammenhalten. Keiner geht seinen Weg allein. Wir trösten dich, wenn du einsam bist, zeigen dir, was und wer dich unterstützt. Bei uns merkst du, daß viele Kräfte mit dir sind. Wir sind der Gemeinschaftsbaum, lehren Solidarität, Familiensinn und Zusammenhalt. Wer du auch bist, was du auch getan hast, wir nehmen dich auf. Wenn du etwas willst, was dir unmöglich erscheint, wir zeigen dir den Weg, ermutigen dich, dein Ziel weiterzuverfolgen, solange es der Gemeinschaft dient. Wir sind die Sanftesten. Wenn du Zuspruch brauchst, wir haben die Sanftheit, dich anzusprechen, ohne zu verletzen. Wenn du etwas im Zusammenhang zum Ganzen begreifen willst, wir helfen dir.

Interpretation aus der Praxisarbeit mit der Linde

Die Linde hat einen besänftigenden Einfluß auf alles, was sie berührt oder was mit ihr in Berührung kommt. Sie wirkt auf den Menschen in physischer, geistiger und seelischer Hinsicht und reagiert auf alles, was überbordet oder überborden kann – seien es entzündliche Prozesse im Körper, überhitzte Emotionen oder trübe Gedanken. Sie kühlt, lin-de(r)t und stärkt überall, wo Teile zum Ganzen gefunden werden sollen – Wunden körperlicher Art, mentale Krän-kungen oder seelische Verletzungen. Die Linde reprä-sentiert die Urmutter oder den weiblichen Teil der Urquelle, den die katholische Kirche als den Heiligen Geist bezeich-net. Durch sie werden wir mit der Ganzheit des Seins rück-verbunden. Sie lehrt den Menschen, die Illusion des Ge-trenntseins zu durchdringen. In Wirklichkeit ist die ganze Schöpfung mit all ihren Universen ein einziger gigantischer Organismus, ein einziges Sein, und Menschen sind winzig-ste Teilchen oder Aspekte dieses Superorganismus – so wie Zellen winzigste Teilchen des Menschen sind. Jedes Teil-chen, auch das kleinste, besitzt die Information des Ganzen. Also sind wir in allem, und alles ist in uns enthalten – wie in einem Hologramm.

Diese Erkenntnis wird das Denken und Handeln eines Men-schen grundlegend verändern. Denn ein anderes Wesen zu verletzen oder auszunutzen heißt sich letztlich selbst scha-den. Alles, was wir vermeintlich unseren Nächsten antun, trifft uns auch selbst – ob wir daran glauben oder nicht. Das Unterbewußtsein unterscheidet nicht zwischen der eigenen Person und anderen Wesen. Alles, was wir denken, fühlen oder tun, hat auch einen Einfluß auf das Ganze. Umgekehrt wirkt das, was im Ganzen geschieht, immer auch auf uns.

Die Linde hilft, mit dem großen Ganzen, wie man es auch immer nennen mag, in Verbindung zu sein. Mit ihrer sanf-ten, mütterlichen Energie zeigt sie uns den Platz in der Fa-milie und läßt uns spüren, daß wir in Wirklichkeit niemals allein sind und allein sein können. Wir gehören immer zu einer Gruppe, von der wir Unterstützung erfahren können – ob wir uns dessen bewußt sind oder nicht. Unser Fortschritt wirkt auf den Fortschritt der Gruppe, und deren Fortschritt wirkt wiederum auf uns selbst. Wir beeinflusssen und werden beeinflußt. Wir können nicht egozentrische Ziele verfolgen, ohne die Harmonie des Ganzen zu stören. Genauso wie eine einzelne Zelle in unserem Körper nicht einfach verrückt spielen kann, ohne die Ordnung des Organismus zu stören. Wir alle haben unsere genau festgelegte Aufgabe und unseren Platz in der großen Hierarchie. Wenn wir aus unserem Wirkungskreis treten, werden wir von übergeordneten Kräften (Krankheit, Unfall oder »Zufällen«) wieder zurechtgerückt. Die individuelle Freiheit wird dadurch, daß wir im Einklang mit einem großen Ganzen leben, nur vermeintlich eingeschränkt, weil dieses Ganze, dieser größere Zweck, ja auch wir selbst sind. Korrekturen sind also nur zu unserem eigenen Wohl.

Die Linde hilft uns, zur Einheit zu finden, unabhängig davon, ob wir mit uns selbst oder der Außenwelt zerstritten sind. Letztlich ist alles Äußere ein Spiegel und ein Teil von uns selbst. Was wir im Außen bemängeln, ist unsere eigene Unzulässigkeit. Was wir in der Außenwelt bewundern, sind Teile von uns, die wir noch nicht entdeckt haben.

Der Lindentyp

Der Lindentyp ist sehr fürsorglich, nährend und unterstützend. Er ist im wahrsten Sinne des Wortes mütterlich zu nennen. Er gibt unentwegt, ist für alle da aus einem tief verwurzelten Gefühl, daß alles eins ist. Für ihn ist die ganze Schöpfung eine einzige Familie, und die Hymne der Linde heißt: »We are the world.« Der Lindentyp ist unterstützend, aber nicht kämpferisch, weil er auch die Widrigkeiten des Lebens und das, was scheinbar nicht sein soll, als nützliche Erfahrungen akzeptieren kann. Er handelt aufrichtig und korrekt. Die Diskriminierung anderer Menschen ist ihm zuwider, vor allem hinter ihrem Rücken. In Streitgesprächen oder bei Meinungsverschiedenheiten ist es fast unmöglich zu erkennen, auf welcher Seite er steht, weil er (scheinbar) unentwegt von einer Seite zur anderen hüpft. In Wirklichkeit aber hat er seinen Standpunkt längst vorher schon gewählt – es ist die Einheit allen Lebens. Von dieser universellen Schöpferkraft wird er deshalb auch laufend unterstützt, was seine schier übermenschliche Kraft und Geduld erklärt.

Trotzdem kann es vorkommen, daß auch der Lindentyp sich erschöpft. Da er aber auch Erschöpfung als Teil des Lebens akzeptiert, kann es schwierig sein, ihn von einer kreativen Pause oder gar von einem Rückzug zu überzeugen. Oft braucht er dazu etwas, das er als Zeichen einer höheren Macht oder als Gottesurteil akzeptieren kann, damit er sich fügt. Von außen betrachtet, scheint er dann zusammenzubrechen und krank zu werden. Und obwohl sein Inneres diese Pause nutzt, um aufzutanken, was meistens nicht sehr lange dauert, fühlt er sich erst wieder gesund, wenn er wieder etwas leisten und geben kann.

Der Lindentyp zieht meistens verantwortungsvolle Stellungen und Positionen an, weil er verläßlich, beständig und verantwortlich ist. Er wirkt eher hinter der Bühne und steht nur selten (gerne) im Rampenlicht. Er ist eine Stütze der Gesellschaft und oft in sozialen Organisationen anzutreffen, weil er altruistisch denkt und handelt. Mutter Teresa ist ein gutes Beispiel für den Lindentyp, obwohl auch viele Männer dieses Prinzip als selbstverständlich verfolgen.

Die Kernwirkung von Enertree-Linde/lime-wood

Aus den obenerwähnten Lindenprinzipien eignen sich die Kräfte und Schwingungen von Enertree lime-wood speziell für Menschen, die egozentrisch denken und handeln und das altruistische Prinzip erst noch integrieren müssen, Menschen, die sich in einer Gruppe nicht oder nur unter Schwierigkeiten integrieren können, Einzelgänger oder zornige Ankläger. Folgende Aussagen oder Gefühlszustände zeigen an, daß Lindenenergie gebraucht wird:

– Die anderen interessieren mich nicht.
– Ich will meine eigenen Wege gehen.
– Ich gehe wenn nötig über Leichen.
– Die anderen gehen mich nichts an.
– Warum ist man als Erfolgsmensch so einsam?
– Ich gehöre nicht dazu, niemand will mich!
– Wo ist mein Platz in dieser Welt?
– Ich kann ihnen das nie verzeihen!

Übungen mit der Linde bzw. der Lindenenergie

Wenn Sie das Lindenprinzip integrieren und mit der Lindenenergie arbeiten wollen, können wir Ihnen die folgende Übung empfehlen:
Nehmen Sie Enertree-Linde als Holz in die Hand, oder fächeln Sie Enertree-Lindenessenz in Ihre Aura. Sie können sich auch unter eine Linde begeben. Erinnern Sie sich nun an eine Situation, in der Sie sich von der Umgebung ausgeschlossen und abgelehnt gefühlt haben, oder machen Sie sich Charakterzüge bewußt, die Sie vor Ihrem Umfeld verstecken. Wenn Sie das für Sie unangenehme Gefühl der

Situation spüren, ist das entsprechende Verhaltensmuster offengelegt. Leiten Sie nun mental, über das Holz oder die Essenz, Lindenenergie in sich hinein, und werden Sie sich bewußt, daß Sie mit Ihrem ganzen Sein ein Teil des Ganzen sind. Alles, was Sie tun, ist deshalb ungeheuer wichtig, Ihre Fragen, Ihr Suchen und auch die Mißverständnisse. Seien Sie sich bewußt, daß Sie immer mit vielen anderen an einem Thema arbeiten. Sie sind deshalb nie allein. Visualisieren Sie die unterstützende Energie, die von anderen zu Ihnen kommt.

Suchen Sie Ihre Streitpunkte und Aspekte der Widerstände in der Außenwelt, verbinden Sie sich (über das Holz oder die Essenz) mit der Linde, und versuchen Sie, die entsprechenden Teile der äußeren Widerstände in Ihrem Innern ausfindig zu machen. Versöhnen Sie sich mit Ihren inneren Teilen, mit denen Sie in Disharmonie stehen.

Sollten Sie bei der Übung Schwierigkeiten haben, bitten Sie die Linde um Hilfe, und falls Sie ein Enertree-Set besitzen, nehmen Sie das Lindenholz zur Unterstützung, und/oder bringen Sie die Enertree-Holzessenz in Ihre Aura.

Die Föhre (Kiefer), Enertree pine-wood

Die Föhre war nach der Linde der zweite Baum, der mit uns in Kontakt getreten ist. Der heute in Deutschland und Österreich gebrauchte Name Kiefer trat erst im 15. Jahrhundert auf (Luther war einer der ersten, als er den Namen »Kiefer« in seiner Bibelübersetzung verwendete), ursprüngliche Namen waren beispielsweise Füüre (Emsland), Forchen (Bayern) oder Fohre. Aus diesem Grund haben wir uns entschieden, für Enertree den Urnamen »Föhre« zu

103

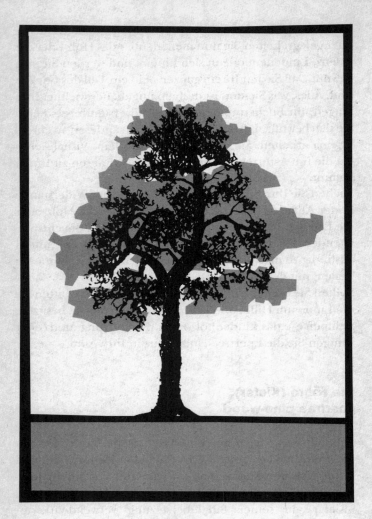

Abbildung 5: Die Föhre (Kiefer)

verwenden, denn Föhren gehören zu den Urbäumen, die schon vor Jahrtausenden die Erde bewaldeten.

Im Prinzip ist es falsch, von *der* Föhre zu sprechen, denn keine andere Baumart ist so verbreitet wie die Waldföhre, die man auf der gesamten Nordhalbkugel antrifft. Bisher sind von der Föhre/Kiefer mehr als 150 Arten beschrieben worden, deren Eigenschaften von den Bedingungen abhängig sind, unter denen sie leben – genau wie bei den Menschen. Die Bandbreite reicht dabei von der fichtenschlanken, fast 50 Meter hohen schmalkronigen Föhre des Nordens bis zum buckligen, kaum mannshohen Zwergbaum des Südens. Die »Durchschnittsföhre« ist etwa 25 Meter hoch mit leicht krummer Stammachse, hat 4 bis 6 Zentimeter lange Nadeln in Zweierbüscheln und im Kronenbereich und an den jungen Ästen eine fuchsrote Rinde. Es gibt keine Bäume, die extreme Standortbedingungen lieben, aber es gibt Baumarten, die selbst wasser- und nährstoffarme Plätze ertragen. Die Föhre gilt als äußerst robust, wenn nur Sonne vorhanden ist und wenig andere Baumarten vorkommen. Unter diesen Bedingungen vermag sie bereits mit fünfzehn Jahren (meist im Mai) zu blühen. Die gelben Föhrenpollen können im Flug gewaltige Distanzen überwinden, und die Menschen haben früher in Unklarheit der Herkunft von Schwefelregen gesprochen.

Obwohl die Föhre in der Mythologie eher selten vorkommt, hatte sie bei den Kelten, Germanen und Alemannen eine geschichtliche Bedeutung. Die Kelten sprachen vom Feuerbaum, weil der Stamm eine rötliche Färbung hat und weil vor allem die harzreichen Hölzer vorzüglich brennen (Kien, Kienspan, Fackel). Die Germanen und Alemannen umpflanzten ihre Ratplätze und Grabstätten mit Föhren und schufen heilige Haine. Hin und wieder wird auch von »heiligen Föhren« gesprochen und davon, daß die Nägel, mit denen Jesus ans Kreuz geschlagen wurde, aus Föhrenholz gewesen seien. Im Mittelalter wurden Föhrenwälder vor allem aus praktischen Gründen planmäßig angebaut, denn man brauchte Bauholz und Holzkohle in Massen. Die abgeholzten Laubwälder wurden überwiegend mit Föhren wiederaufgeforstet, was zu einem überdurchschnittlich hohen Föhrenanteil in Mitteleuropa und teilweise gefährlichen Nadelholzmonokulturen geführt hat. Gefährlich, weil die Waldböden ausgelaugt wurden und diese Reinkulturen gegenüber Schädlingen und Stürmen anfällig sind. Heute geht es darum, die Monokulturen dort, wo es überhaupt noch möglich ist, in ökologisch stabilere Mischwälder zu überführen, damit auch die Föhre als ein Brotbaum der Forstwirtschaft weiterbestehen kann.

Generell ist die Föhre als ein Symbol der Ausdauer und der Langlebigkeit bekannt, und in gewissen Kulturen spricht man ihr auch erotische Kraft zu. Vielleicht wegen dieser Symbolwirkung des ewigen Lebens wurde die Föhre und deren Harz und Nadeln schon früh als Heil- und Räuchermittel betrachtet und angewendet (Augen, rheumatische Krankheiten, Lungenkrankheiten, Blasenleiden etc.). Auch das Terpentin wurde bereits von den alten Ägyptern aus Föhrenharz gewonnen und diente damals zur Mumifizierung von Verstorbenen.

Die fast selbstverständliche, weite Verbreitung und das Alter der Föhre spiegelt sich auch in ihrer Botschaft, die sie uns mitgeben möchte.

Das Prinzip der Föhre (Originaltext Baum)

Wir sind da, weil wir sind. Zu sein ist unser Sein. Wie ein Fels stehen wir fest im Grund, wir geben und empfangen. Wir schauen

nach innen und betrachten die Zeiten. Wir fragen nicht, was das
Recht zu sein ist. Wir waren immer! Bevor wir waren, waren unse-
re Ahnen! Wir waren immer da, sind ein Teil der Welt. Sie wäre
nicht das, was sie ist, wenn wir nicht wären. Das ist einfach nicht
zu denken.

Wenn du dich schuldig fühlst und nicht weißt, was die Welt an dir
hat, wenn du denkst, du hast kein Recht zu leben, niemand will
dich, dann komm zu uns. Wir zeigen dir das Wichtigste: nicht, wer
du bist, sondern daß *du bist und daß ohne dich nichts sein kann!*
Wir sind der Anfang vor dem Anfang und das Sein vor dem Sein.
Wir sind der Himmel, der Kosmos.

Interpretation aus der Praxisarbeit mit der Föhre

Die Föhre lehrt das wirkliche, bedingungslose Sein, etwas,
woran viele Menschen sich nicht mehr erinnern können.
Erziehung, gesellschaftliche Richtlinien und religiöses Dog-
ma haben uns die Polaritäten eingeimpft: daß etwas gut oder
schlecht sein kann. Benehmen wir uns gehorsam, anständig
und sind wir fleißig, dann sind wir gut und haben ein Recht
auf Liebe und Anerkennung. Schlagen wir eigene Wege ein,
die egoistisch, unpopulär oder rebellisch wirken, dann sind
wir böse und werden verstoßen.

Dieses allgemeine Erziehungsmuster verführt die meisten
Menschen laufend, sich vom wirklichen und ursprünglichen
Sein zu trennen. Obschon jeder im Grunde genommen weiß
(oder spürt), daß bedingtes Verhalten die individuelle Freiheit einschränkt, zwingt die Grundkonditionierung gut/
böse und richtig/falsch, die meisten Menschen dazu, sich
anderen gegenüber in ein »gutes Licht« zu stellen und
gegenüber der eigenen Persönlichkeit Kompromisse ein-
zugehen. Das wahre Gesicht, was die Psychologie als Selbst-

bild bezeichnet, wird nur denjenigen Menschen gezeigt, die jahrelang ihre bedingungslose Anerkennung bewiesen haben. In unserer westlichen Hemisphäre scheint das Gefühl der Unzulänglichkeit zu dominieren; wir glauben, daß wir uns so, wie wir im Innersten sind, niemandem zeigen dürfen. Und selbst dann, wenn das Selbstverständnis vorhanden ist, nach außen zu zeigen, was im Inneren gefühlsmäßig geschieht, werden gewisse Charakterzüge unterschlagen – im Glauben, dadurch etwas an unserer Existenz zu verändern.

Das mag am großen Mißverständnis liegen, daß wir glauben, wir könnten von der eigenen Seele und damit von der Urquelle getrennt sein, was letztlich eine Illusion ist. Es gibt nur ein Sein, und in diesem einen Sein sind wir Aspekte der höchsten Kraft; nichts kann etwas daran ändern. Im Sein gibt es weder irgendwelche Wertigkeiten (gut, schlecht) noch Bedingungen, die das Verhalten steuernd kritisieren. Die Geschichte vom verlorenen Sohn drückt es treffend aus: Es zog ihn hinaus in die Welt, wo er in der Folge Schlimmes erlebte. Als es ihn dann zurücktrieb, wurde er vom Vater sogleich wieder aufgenommen. Nichts von alledem, was er getan oder unterlassen hatte, konnte jemals etwas an der Tatsache ändern, daß er der Sohn war.

Die Föhre zeigt uns, daß die Polarität oder unsere Illusion von Gut und Böse in dem Moment zerfällt, in dem wir uns ganz mit der Seele und der Urquelle (religiöse Menschen sprechen je nach Glaubensgebiet von Gott oder Göttern) verbinden. Die Föhre lehrt, daß es nichts außerhalb dieser Ebenen gibt. Sie hilft, die Frage der Polaritäten und von Gut und Böse zu klären. Wenn wir mit dem Höchsten verbunden sind, gibt es nur noch das Höchste, und alles ist gleichwertig.

Menschen, die sich mit der Föhrenenergie verbinden, lernen nach und nach, sich so anzunehmen, wie sie sind, und dieses Sein mit allen Fehlern zu schätzen. Fehler prägen einen Charakter und sind ursprünglich ein Ausdruck von Liebenswürdigkeit. Unterdrückte Fehler spiegeln nach dem Gesetz der Resonanz aber laufend vermeintliche Unzulänglichkeit wider. Indem wir Fehler verdrängen, unterdrücken wir auch das Bewußtsein, ob Fehler tatsächlich vorhandene Entwicklungsdefizite sind oder ob wir uns nur hinter sogenannten Fehlern verstecken, um eine Aufgabe besser ausführen zu können. Da wir aber alle eins und über die morphischen Felder verbunden sind, sind unsere Fehler immer auch Teile des Ganzen. Über die Föhre verbinden wir uns mit dem höchsten Aspekt in uns und mit einem Schwingungsbereich, den gewisse Menschen als Himmel bezeichnen.

Viel zu viele Menschen ertragen ein Gefühl von Minderwertigkeit, das weder vorhanden noch real ist. Sie entschuldigen sich und lassen sich Dinge gefallen, die unter der menschlichen und individuellen Würde liegen. Wenn ihnen klar wäre, welchen Reichtum sie in ihrem Innern repräsentieren, würden sie die vermeintlichen Unzulänglichkeiten einfach vergessen, der Körper würde sich straffen, und die Spur ihres Lebens könnte man noch in Jahrhunderten sehen – unabhängig davon, ob sie dieses Leben damit verbringen, Abfälle zu beseitigen oder ein Imperium zu führen. Es ist nicht die Frage der Menschen, was aus uns wird, sondern die Frage des Seins.

Der Föhrentyp

Der Föhrentyp fällt durch seine natürliche Ausstrahlung von Autorität und Selbstsicherheit auf. Er macht nicht viel Worte, aber er handelt und ergreift die Initiative. Er weiß, was ihn etwas angeht und was nicht. Er tut das, wovon andere reden, und spricht das aus, was andere denken. Er nimmt sich selbst so an, wie er ist, als das, was sein soll, und erachtet es darum als nützlich und gut. Sein und Tun sind bei ihm eins. Er bewirkt, weil er ist, nicht weil er tut. Was er ist, hat er angenommen, und deshalb kann er auch etwas tun, umsetzen und bewegen. Viele Menschen meinen, sie könnten ihr Sein beeinflussen, indem sie gewisse Dinge tun und andere nicht. Dadurch zwingen sie sich in eine Scheinwelt, die sie durch Kompromisse an der eigenen Identität teuer erkaufen.

Der Föhrentyp akzeptiert, daß er so ist, wie er ist, und daß dieses Sein bestimmt und gewollt ist. Indem wir urteilen und Dinge zurückweisen, die uns nicht passen, trennen wir uns von der eigenen Seele und vom übergeordneten Ganzen. Der Föhrentyp weiß, daß nur das Sein etwas am Sein ändern kann, nicht das Tun. Die Mehrheit der Menschen geht grundsätzlich davon aus, daß sie zuerst mehr Geld und mehr Dinge haben müßten, um das tun zu können, was sie wollen, und als Folge damit glücklich zu werden. Sie suchen das Glück in der Außenwelt und machen ihr Wohlbefinden von äußeren Erscheinungen und materiellen Dingen abhängig. Durch die Konzentration auf die Außenwelt und das Umfeld nehmen Menschen sich selbst zurück und lassen zu, daß andere die Kontrolle über sie ausüben. Es funktioniert aber genau umgekehrt. Das Leben ist ein Spiegel, und jeder erhält das, was er mit seinen Gedanken und Gefühlen einbringt und was er sich selber zugesteht. Der Mensch muß zuerst *sein*, wie es seiner Persönlichkeit entspricht, dann *tun*, was er tun muß und will, um zu bekommen und zu *haben*, was er möchte. Jeder kann – wann immer er will – das eigene Leben aktiv in die Hand nehmen, um ein anderer

Mensch zu sein. Dadurch wird er auch in der Außenwelt und seinem Umfeld erstaunliche Veränderungen bewirken.

Die Kernwirkung von Enertree-Föhre/pine-wood

Die Kräfte und Schwingungen von Enertree pine-wood eignen sich für Menschen, die das Gefühl nicht kennen, zu Recht in dieser Welt zu sein und das machen zu dürfen, was sie wollen, Menschen, die durch übertriebene Höflichkeit demonstrieren, daß sie eigentlich nichts von sich selbst halten, und solche, die sich überall unterordnen. Folgende Aussagen oder Gefühlszustände zeigen an, daß Föhrenenergie gebraucht wird:

– Ich bin an allem schuld.
– Ich habe meinen Eltern ihr Leben vermasselt.
– Darf ich dies? Darf ich das?
– Ich hätte das anders machen sollen.
– Es tut mir leid.
– Ich bin für alles verantwortlich.
– Ich habe es nicht anders verdient.
– Ich muß leiden, weil ich schlecht bin!

Übungen mit der Föhre bzw. der Föhrenenergie

Wenn Sie das Föhrenprinzip integrieren und mit der Föhrenenergie arbeiten wollen, können wir Ihnen die folgende Übung empfehlen:
Vermutlich wird es Ihnen nicht schwerfallen, Bereiche in Ihrem Verhalten und Ihrer Persönlichkeit zu finden, die Sie

nicht annehmen können. Machen Sie einen solchen sogenannten Komplex bewußt, und leiten Sie Föhrenenergie
hinein (zum Vorgehen vgl. Linde). Beobachten Sie, was sich
bei Ihnen gefühlsmäßig verändert.

Atmen Sie die Energie der Föhre ein, und machen Sie sich
deutlich bewußt, daß Sie und Ihre Person (für sich selbst
und als Teil des großen Ganzen) wichtig und entscheidend
sind. Verwenden Sie dazu Affirmationen. Affirmationen
sind Aussagen (Worte, Gedanken, Gefühle oder Taten), die
ein Glaubensmuster bestätigen, das Sie besitzen, aber möglicherweise nicht annehmen wollen oder können. Es gibt
negative und positive Affirmationen. Wenn Sie den ganzen
Tag an Ihre desolate finanzielle Situation denken, wird sich
daran kaum etwas ändern, weil Sie durch Ihre Gedanken
(in diesem Fall ungewollt) die Realität schaffen und (in diesem Fall negativ) beeinflussen. Sie können durch positive
Affirmationen die Wirklichkeit so gestalten, wie es Ihren
Zielsetzungen entspricht, indem Sie sich in Zusammenhang
mit der Föhre immer und immer wieder sagen: »Ich nehme
mich an und erkenne mich selbst an mit allem, was ich bin.«
Finden Sie eigene Affirmationen, und formulieren Sie Ihre
Wünsche konstruktiv und positiv: »Ich bin ungeheuer wertvoll« statt »Ich wünsche mir weniger Unzulänglichkeiten.«
Sollten Sie Schwierigkeiten haben, Teile der eigenen Persönlichkeit zu akzeptieren oder zu verstehen, bitten Sie doch
einfach die Föhre um Hilfe. Falls Sie das Holzset besitzen,
nehmen Sie das Föhrenholz, während Sie Ihre Frage stellen, oder wählen Sie die Baumessenz und bringen die
Energie in Ihre Aura. Sie werden sehen, es wirkt.

Die Tanne (Fichte),
Enertree fir-wood

O Tannenbaum singen nicht nur die Menschen an Weihnachten, sondern so seufzen auch die Forstexperten das ganze Jahr über. Denn die Tanne oder Fichte ist wohl die meistumstrittene Baumart Mitteleuropas. Das hat mehrere Gründe: Die Tanne wächst im Vergleich mit anderen Bäumen schnell, sie wurde deshalb stark gefördert und tritt heute auch außerhalb ihrer natürlichen Verbreitungsgebiete (Mittel- und Hochgebirge bis 1500 Meter, Mittel- und Südeuropa) großflächig auf. Während – wie schon bei der Föhre erwähnt – die beginnende Verarbeitung großer Holzmengen zu maßlosen Kahlschlägen, Abholzungen der Mischwälder und zu Energiekrisen führte, versuchten die Obrigkeiten die Holznutzung zu stabilisieren und eine geregelte Forstwirtschaft einzuführen. Versuche mit quacksalberischen Düngemitteln und exotischen Samen, die eine schnelle Lösung bringen sollten, schlugen fehl, und Ende des 18. Jahrhunderts erinnerte man sich wieder der Tanne. Aber auch da dominieren wieder Äußerlichkeiten. Die Tanne ist anpassungsfähig, pflegeleicht und vermehrt sich schnell und von selbst. Dazu kommt ein kosmetischer Aspekt, der wohl einer der wichtigsten Gründe für ihre Popularität ist: Mit ihrer geraden Stammachse und dem klaren Verzweigungsmuster spricht sie den ordnungsliebenden Menschen sofort an. Der vordergründige Nutzen der Tannen-Intensivforstwirtschaft hat aber auch einen hohen Preis. In den einseitigen Monokulturen kommt zuwenig Licht durch, und die nur langsam verrottenden Nadeln übersäuern den Boden. Dies führt zum kahlen, unterholzfreien und sterilen Waldbild – ein Spiegel der rastlosen und unausgewogenen Leistungsgesellschaft.

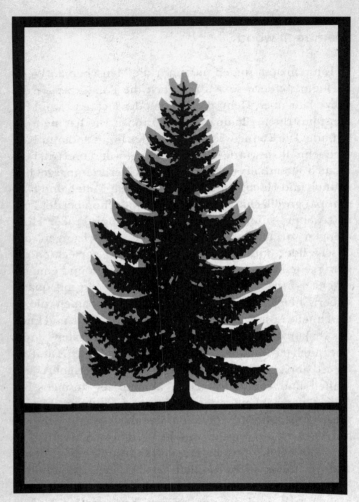

Abbildung 6: Die Tanne (Fichte)

Die Tanne gehört zu den Urbäumen, wächst gerade in die Höhe, kann bis zu majestätischen 70 Metern Höhe und bis 2 Meter Stammdurchmesser erreichen und 800 Jahre alt werden. Die Krone ist gleichmäßig und kegelförmig, die oberen Äste sind abstehend, die unteren hängend. In der Jugend ist die Rinde glatt und rotbraun, was auch zum weitverbreiteten Namen Rottanne geführt hat.

Als Nutz- und Bauholz haben Tanne und Fichte eine große Vergangenheit. Schon bei den alten Griechen wurden die Schiffsmasten aus Tannenholz hergestellt und waren Poseidon, dem Meeresgott, geweiht. Auch Klangkörper wurden vorzugsweise aus Tannenholz hergestellt. Mythologisch betrachtet galten Tanne und vor allem Fichte als schützender Mutter- und ewig währender Lebensbaum. Bei den Germanen war die »Irminsul« (Fichte) das Baumheiligtum, aus dem später der Maibaum erwuchs. Im Norden galten Tannen und Tannenzweige als heilig. 1539 soll der erste Weihnachtsbaum im Straßburger Münster gestanden haben, und nach dem Deutsch-Französischen Krieg wurde dieser Brauch im ganzen deutschsprachigen Raum verbreitet.

Tannen und Fichten sind als Heilmittel schon lange bekannt. Harz, Nadeln und Triebe werden auch heute noch bei verschiedensten Krankheiten in unterschiedlichsten Formen verabreicht. Diesen allgemeinen Nutzen und auch die allgemeine Verbreitung ist aus der Sicht der Tannen eine klare Konsequenz ihres Prinzips.

Das Prinzip der Tanne (Originaltext Baum)

Wir sind immergrün und wanken nicht aus unserer Mitte. Wir verströmen die Kraft unseres Herzens – selbst in der eisigsten Kälte. Alles Wachstum geschieht aus Liebe. Darum sind wir die Symbolträ-

ger des Christfestes. Wir tragen alles in uns und manifestieren nur
das eine (Liebe). Man hält uns für gewöhnlich, weil wir sehr häu-
fig sind. Das hat seinen guten Grund: Wenn man nur immer mit
der Liebe verbunden bleibt, wächst alles und überall. Man kann
uns nicht verletzen, weil wir Liebe sind. Wir sind aus dem ersten
Impuls geboren. Wir sind das inkarnierte Licht. Wir möchten so ge-
rade und schnell wie möglich mit unseren Wipfeln den Himmel
berühren, der uns geboren hat. Von Umwegen halten wir nichts.
Wir hängen nicht an diesem Leben hier, weil wir wissen, daß wir
Licht sind. Die Materie hat uns gekreuzigt. Wenn wir verbrennen,
wird unsere Seele frei. Wir sind der erste Schritt des Lichtes auf dem
Weg durch die Materie.

Interpretation aus der Praxisarbeit mit der Tanne

Das Prinzip der Tanne scheint auf den ersten Blick sehr verständlich und einfach. Es befaßt sich jedoch mit den Bereichen des Lebens, mit denen wir Menschen vielleicht am meisten Mühe haben. Seit mehr als zweitausend Jahren wird in
jüngerer Zeit wieder verstärkt die Botschaft der Liebe verkündet. Was heute (immer noch) vorherrscht, ist eher das
Gegenteil von Liebe, verschiedene Ausprägungen von Haß
und Angst. Wir leben in einer Welt, in der ununterbrochen
Kriege (offensichtliche bewaffnete Konflikte und verborgene Glaubenskämpfe) stattfinden, in der Gewalttaten und
Korruption sich verstärken, ganze Völker ausgerottet werden und verhungern. Dabei waren und sind Menschen stets
auf der Suche nach Liebe, denn Liebe rührt an die stärksten und tiefsten Gefühle des Menschen – seinen Emotionalkörper. Wir erleben Liebe als Zustand äußerster Offenheit und Verletzlichkeit und verschließen uns darum. Aber
Liebe, Licht und die Reife des Emotionalkörpers sind die

wirklich entscheidenden Aspekte für persönliche Weiterentwicklung und ein Fortschreiten in höhere Dimensionen.
Oberflächlich betrachtet lebt die Liebe von Nähe und Austausch, deshalb suchen sie die meisten Menschen auch bei
anderen Menschen und in Partnerschaften. Von ihnen kann
dann »Liebe« (Energie) empfangen und für eine gewisse
Zeit vielleicht in einem Rauschzustand das Gefühl von Erfüllung und des Verschmelzens zur Einheit erlebt werden.
Oft geht es dabei aber mehr um Aufmerksamkeit (im Extremfall Macht), Kontrolle und Verletzung als um das breite und bedingungslose Spektrum der Gefühle und Schwingungen, die eigentlich mit Liebe umschrieben werden. Wer
seine Grundenergie nicht aus sich selbst bzw. dem übergeordneten Ganzen schöpfen kann, weiß, daß die Gefühle (Energien), die von außen und anderen bezogen werden,
gewöhnlich nicht lange vorhalten, weil mit dem Energieaustausch Muster und Projektionen verbunden sind. Das
führt zwangsläufig zu Verletzungen, Wunden und der Erkenntnis, daß die Gefühle und Liebe durch dicke Panze-
rungen vor der Umwelt geschützt werden müssen. Man wartet, wieviel man bekommt, bevor man sich selbst öffnet. Oder
man münzt Liebe in materielle Dimensionen um. Aber Liebe kann man nicht kaufen und auch nicht verdienen. Sie ist
entweder da oder nicht (verborgen), und wir können sie
nicht rational (im Mentalkörper) erfassen.
Ein Mißverständnis um die Liebe liegt auch darin, daß sie
in der Außenwelt gesucht wird. Nach dem Gesetz der Resonanz kann außen nur das gefunden werden, was auch innerlich vorhanden ist. Warum sollten andere Menschen uns
lieben, wenn wir uns selbst nicht bedingungslos lieben und
anerkennen? Die Welt reagiert immer als unser Spiegelbild.
Die Tanne lehrt uns, daß wir als lebendige Wesen nur vermeintlich Liebe von außen brauchen, weil wir selbst ein Zen-

trum von Liebe sind. Sie hilft uns, diese für uns zentrale Kraft aus dem tiefsten Inneren hervorzuholen und aufzuwecken. Liebe ist nicht vom Äußeren abhängig. Die ganze Schöpfung ist ein einziger Akt von Liebe im Sinne von konstruktiver Schwingungsausbreitung. Jedes Samenkorn birgt dieses vollkommene Grundmuster in sich, und auch wir brauchen es nur anzunehmen, einzuatmen oder aufzuessen, weil Liebe überall enthalten ist. Ja, wir können uns Liebe selbst geben und dabei erfahren, daß diese bestimmte Art von Schwingung im ganzen Universum im Überfluß vorhanden ist. Mit der Energie der Tanne können wir lernen, dieses Zentrum der Liebe in uns zu entdecken und uns auf die höhere Schwingung einzustellen. Dadurch beginnen wir nicht nur, diese Liebe auszustrahlen, sie kommt auch postwendend auf uns zurück, weil alles, was wir hinausgeben, in mehrfachem Maße wieder zurückkommt.

Die Erkenntnis, daß wir ein Zentrum von Liebe sind und daß auch Liebe nicht vom Außen abhängig ist, kann das Leben eines Menschen grundlegend verändern. Plötzlich macht es Sinn, daß man ohne Erwartungen und Bedingungen lieben kann – selbstlos, auch wenn scheinbar nichts zurückkommt. Wer sich selbst bedingungslos akzeptiert, kann auch seine »Feinde« lieben, und dadurch beginnt eine Entwicklung in ungeahnte Dimensionen. Alle Gefühle und Empfindungen werden tiefer, und man fühlt eine Nähe und tiefe Verbundenheit zu allem. Liebe ist eine bestimmte Schwingung, die endlos ist und für sich selbst sorgt. Man kann sie fließen lassen, sooft und so lange man will. Niemand kann sie wegnehmen. Weil diese hohe Schwingung so angenehm ist, kann man leicht überfließen vor Liebe und andere Menschen mit ihr so tief berühren und mitschwingen lassen, wie man es kaum für möglich gehalten hätte. Und dies alles ist erst der Anfang.

Was der König der Fischer einst den Jüngern zurief, ruft uns die Tanne noch heute zu: »Werft eure Netze aus, versucht es noch einmal, auch wenn Zeitpunkt und Ort euch nicht günstig erscheinen. Werft eure Netze aus, denn ich will euch zu Menschenfischern machen. Gewiß, ihr seid verletzt worden, gewiß hat es euch furchtbar weh getan, aber all das kann heilen, und es geschah, lange bevor ihr wußtet, daß euer Herz ein Zentrum ist, das überquillt vor Liebe.«

Der Tannentyp

Der Tannentyp bezaubert durch seine Lebendigkeit und Offenheit. Er scheint immer jugendlich zu bleiben, weil er seine Offenheit und sein Staunen dem Lebendigen gegenüber niemals verliert. Man könnte dies fast als Naivität bezeichnen. Die Naivität eines kleinen Kindes, das die Astralwelt noch in sich trägt, noch nichts Negatives erlebt hat und das vertrauensselig auf alles zugehen kann. Dem Tannentyp kann einfach nichts Schlechtes widerfahren, weil er alles durch seine Liebe transformiert. So ist er nichts und niemandem gegenüber nachtragend und immer bereit für einen neuen Anfang. Er braucht seine Liebe nicht hinter Panzern zu verstecken, weil sie nicht verletzt werden kann. Wie die Symbolik des Kindes in der Wiege drückt er durch seine Anwesenheit die Unschuld und Reinheit aus. Er weiß, daß er Licht ist und daß alles, was ist, dasselbe Licht ist. Er versteht den Ausspruch: »Und das Wort ist Fleisch geworden und wohnte unter den Menschen« und »Wenn ihr nicht werdet wie die Kinder, werdet ihr nicht eingehen können ins Himmelreich«, denn er repräsentiert die Reinheit der Liebe, die das Leben erschuf und die allein das Leben erlösen kann.

Die Kernwirkung von Enertree-Tanne/fir-wood

Die Kräfte und Schwingungen von Enertree fir-wood eignen sich für Menschen, die Ängste haben, sich preiszugeben und sich gefühlsmäßig zu öffnen, weil sie fürchten, verletzt zu werden (rauhe Schale, weicher Kern). Menschen, die sich nach Licht sehnen, und Menschen, die verletzen, weil sie selbst verletzt sind. Folgende Aussagen oder Gefühlszustände zeigen an, daß Tannenenergie gebraucht wird:

– Ich gebe niemandem etwas, mir gibt man schließlich auch nichts.
– Wenn ich mich öffne, werde ich sowieso nur verletzt.
– Man soll mir nur nicht zu nahe kommen.
– Das Leben ist wie eine Hühnerleiter – kurz und ...

Übungen mit der Tanne bzw. der Tannenenergie

Wenn Sie das Tannenprinzip integrieren und mit der Tannenenergie arbeiten wollen, können wir Ihnen die folgende Übung empfehlen:
Setzen Sie sich möglichst bequem hin, schließen Sie Ihre Augen, und suchen Sie die innere Ruhe. Richten Sie die Aufmerksamkeit vor allem auf Ihren Atem, und werden Sie sich bewußt, daß Sie mit jedem Atemzug nicht nur Sauerstoff, sondern auch Liebe in sich aufnehmen. Sie können auch bewußt Tannenenergie einatmen. Visualisieren Sie den Strom, und leiten Sie ihn überallhin. Auch in Ihre Gefühle (Emotionalkörper), Gedanken (Mentalkörper) und zu anderen Menschen (morphisches Feld). Bestätigen Sie sich – vielleicht durch Affirmationen –, daß Sie selbst ein Quell der Liebe sind.

Variante: Setzen Sie sich vor einen Spiegel, betrachten Sie Ihr Spiegelbild, und – ganz wichtig – blicken Sie in Ihre Augen. Senden Sie Ihrem Spiegelbild Liebe, bis Sie eine Reaktion spüren. Wiederholen Sie diese Übung täglich und so lange, bis Sie eine Veränderung in Ihrem Leben feststellen. Sollten Sie bei der Übung Schwierigkeiten haben, bitten Sie die Tanne um Hilfe, und falls Sie das Enertree-Set besitzen, nehmen Sie das Tannenholz zur Unterstützung, und/oder bringen Sie die Enertree-Holzessenz in Ihre Aura.

Die Lärche,
Enertree larch-wood

Die Lärche ist ein feiner, fast lieblicher Baum und gleichzeitig so robust, daß sie bis auf einer Höhe von 2400 Metern gedeihen kann. Ursprünglich ein reiner Hochgebirgsbaum, ist sie heute in ganz Europa, aber auch in Asien und Amerika verbreitet. Sie ist auch der ideale Baum für den Schutzwald: sturmfest, lawinenstabil und durch die dicke Borke steinschlaggeschützt. Im Gegensatz zu anderen Nadelbäumen ist die Lärche ein abwechslungsreicher Baum. Im Frühling strahlen ihre Nadelbüschel zartgrün, dann trägt sie purpurrote Blüten, wechselt im Sommer zu Sattgrün, und im Winter wirft die Lärche als einziger Nadelbaum ihre goldgelben Nadeln wieder ab. Je nach Standort kann sie 30 bis gar 50 Meter hoch werden, wobei sie vor allem Licht, gesunde Luft und tiefgründigen, unverbrauchten Boden liebt. Da die Lärche empfindlich auf Luftverschmutzung reagiert, kommt sie in den Großstädten hauptsächlich in Parkanlagen vor.

Das Lärchenholz ist deutlich witterungsfester und dauerhafter als andere Nadelbaumhölzer. Darum wurden schon

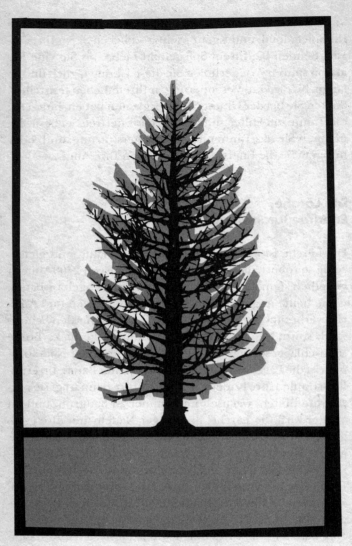

Abbildung 7: Die Lärche

in der Antike ganze Lärchenstämme als Bauholz nach Rom gebracht; über die Römer lernten auch die Germanen Lärchenholz kennen und schätzen. In der Nadelbaumzone der Alpen wird Lärche seit Urzeiten schon für den Hausbau und für Dachschindeln verwendet. Typisch ist dabei der Blockbau mit waagerecht aufeinandergelegten Stämmen.

Falls Ihnen bei einer Bergwanderung vielleicht schon nadellose, völlig kahle Baumskelette aufgefallen sind, kann es sich um Lärchen handeln, die von der Lärchenminimiermotte bzw. der Raupe dieser Motte befallen und kahlgefressen sind. Die Bäume sterben dabei nur in Ausnahmefällen ab, meistens bildet der Baum noch während des Kahlfraßes neue Nadeln, die noch fester und zäher sind und nicht mehr gefressen werden können.

In gewissen Gegenden ist die Lärche ein regelrechter Kultbaum, eng verwoben mit mystischen Ansichten und Bräuchen. So sollen sich die Wald- und Bergfeen unter ihr tummeln und gut gesinnte Menschen reich beschenken. Vor allem in Tirol deckte dieser Baum ein Wirkungsspektrum ab, das vom Geburtshelfer bis zum Zahnarzt reichte: Kinder wurden nicht vom Storch gebracht, sondern bei der alten doppelstämmigen Lärche in der Nähe von Landeck abgeholt. Zahnschmerzen wurden in die Lärche verbohrt, indem der schmerzende Zahn ausgerissen und in ein auf der Schattenseite gebohrtes Loch eingepfropft wurde. Mit Räucherungen aus Lärchenholz glaubte man böse Einflüsse abwehren zu können, und Kinder trugen ein Stück Lärchenrinde um den Hals, damit sie vor schwarzen Einflüssen gefeit waren.

Schon Plinius erwähnte neben der Unbrennbarkeit des Lärchenholzes auch die Herstellung der Lärchensalbe, die heute noch bei Hexenschuß, Rheuma, Husten und Bronchitis helfen soll. Das Lärchenterpentin ist feiner als das anderer

Bäume, und auch in der Aromatherapie wird Lärchenöl verwendet. In der Bachblütentherapie wird die Lärchenblütenessenz Larch gegen mangelndes Selbstvertrauen und falsche Bescheidenheit eingesetzt – zu Recht, wenn man das Baumprinzip der Lärche kennt.

Das Prinzip der Lärche (Originaltext Baum)

Wir schaffen es schon, wir sind zusammen stark. Sonne und Mond, Wind und Wasser, Schnee und Eis, das alles sind wir. Die Natur ist weise, sie läßt uns wachsen, wie es sein soll. Wir tun nichts, wachsen tut es von selbst, weil die Natur es will. Wir genießen es dazusein. Das Leben lebt sich selbst. Wenn du verzagst und Angst hast vor dem Leben und dir nicht zutraust, glücklich zu leben, wir zeigen es dir. Selbst wenn du meinst, daß eine Situation ausweglos sei, zeigen wir dir, daß du immer etwas tun kannst. Solange du lebst und atmest, kannst du etwas tun. Das Tun macht dich frei. Und du kannst immer etwas tun!

Interpretation aus der Praxisarbeit mit der Lärche

Das Sein, das auf übergeordneter Ebene hinter dem Menschen steht, manifestiert sich auf verschiedene Art in einer Vielfalt irdischer Leben. Die Lärche lehrt den Menschen, diesem Prozeß der Manifestation zu vertrauen. Sie drückt ein sehr einfaches, für viele Menschen aber schwer zu verstehendes Prinzip aus: Das Leben lebt sich selbst, und die Arbeit tut die Arbeit. Wir müssen nur, wie Rilke so schön sagte, einen Fuß vor den anderen setzen. Dann wird unser Leben »geschehen«, und wir können uns darauf konzentrieren, einfach dazusein und uns zu freuen.

Viele Menschen suchen verbissen nach einer bestimmten Aufgabe und einem vorgegebenen Lebenszweck. Sie strengen sich übermäßig an, eine solche Linie zu suchen und zu finden, und vergessen dabei völlig den eigentlichen Lebenszweck: Die Hauptaufgabe eines Menschen besteht darin, das Sein auf eine individuelle Weise zu manifestieren. Und das ist es. Die Lärche will uns dazu die nötige Kraft geben. Sie lebt ein sehr pragmatisches Prinzip, das heißt: »Ich will, ich tue und ich werde.« Dabei handelt es sich aber nicht um konkrete zielorientierte Tätigkeiten, sondern um die generelle intuitive Manifestation dieses Seins. Die Lärche weiß, daß alles eins ist, und ist sich auch bewußt, daß sie bei ihrer Manifestation von allem unterstützt wird. Widerstände nimmt sie als Wegweiser, die sie wieder auf den rechten Pfad führen.

Bei uns Menschen wird der Gedanke an eine Tätigkeit und Aufgabe mit Beruf und Arbeit in Verbindung gebracht. Wir verbringen heute den größten Teil unseres Lebens mit Arbeit, um den Lebensunterhalt zu sichern. In früher Jugend schon werden Zukunftsträume gesponnen und erste berufliche Perspektiven gesteckt. Der Besuch der Schule ist deshalb meistens nur so lange mit großer Freude verbunden, bis der kleine Mensch merkt, daß nicht mehr das intuitive, autodidaktische Kindlernen gefragt ist, sondern ein neues, ungewohntes abstraktes Denken (Lernen über die linke Hirnhälfte und den Mentalkörper). Die damit verbundenen Beurteilungen der Leistungen und Ergebnisse setzt dann den meisten Träumen ein abruptes Ende. Viele Menschen verzweifeln an der scheinbaren Übermacht dieser äußeren Welt und verlieren die Fähigkeit, zu träumen, zu visualisieren und ihre eigene Realität zu schaffen.

Die Lärche erinnert uns an die ursprünglichen Qualitäten und sagt immer wieder: »Halte fest an deinen Träumen, sie sind nicht nur ein wichtiger Teil von dir, sondern sie sind auch das, was du der Welt zeigen sollst. Gib nie auf, du wirst es schaffen, und wir werden es schaffen. Wenn du heilen willst und es dein Weg ist, wirst du heilen, auch wenn du kein Medizinstudium vorzuweisen hast. Wenn du Häuser bauen willst, wirst du Häuser bauen, auch wenn dir die Gesellschaft den Architektentitel verweigert. Jeanne d'Arc war weder ein kräftiger Mann, noch war sie Soldat, trotzdem hat sie ein Heer angeführt und Frankreich befreit. Pfarrer Kneipp war kein Arzt, und trotzdem hat er viele Menschen geheilt.«

Akzeptieren Sie die äußeren Beschränkungen als Unterstützung auf Ihrem Weg, vertrauen Sie Ihrem Sein und der Kraft der Urquelle, die Sie vorwärts führen wird. Das Leben gibt Ihnen alles, was Sie wollen, es muß lediglich wissen, was es geben soll. Und das manifestieren Sie durch Ihre Gedanken, Gefühle und Taten! Vertrauen Sie darauf, daß alles werden wird, und lassen Sie los. Genießen Sie es, einfach dazusein.

Die heutige Arbeitslosigkeit ist symptomatisch dafür, daß viel zu viele Menschen sich und ihre Kreativität aufgegeben haben. Sie haben entweder vor dem System kapituliert oder ihre Verantwortung an das System abgetreten. Sie lassen sich vom vorhandenen Angebot einschränken, statt daß sie durch ihre ureigenen Qualitäten Neues hervorbringen und ihre eigene berufliche Realität schaffen.

Die Lärche zeigt uns, daß es immer möglich ist, etwas zu tun. Selbst wenn wir nur Arme und Beine bewegen könnten, würden wir etwas tun. Wenn wir denken oder auch nur atmen, tun wir etwas, und dies wird zwangsläufig etwas in Bewegung bringen. Sie können sich vornehmen, für eine Sache zu marschieren, und dafür, nur dafür, soundso viele Stunden in Bewegung zu bleiben. Gandhi hat mit seinem Marsch zum

Meer die Engländer besiegt und sie dazu gebracht, das Land als Freunde zu verlassen. Sie können für das Erreichen eines Ihnen wichtigen Zieles beispielsweise einige Tage fasten, und diese Konzentration wird so viel Energie freisetzen, daß die Situation sich einfach ändern muß.

Es gibt keine ausweglosen Situationen und keine Hoffnungslosigkeit, wenn man den Willen und die Kraft des eigenen Seins benutzt. Jeder kann das erreichen, was für ihn gut ist, und das auf friedvolle, fast magische Weise. Das wichtigste ist, daß diese Handlungsfreiheit absolut nicht vom Äußeren abhängig ist, sondern einzig und allein vom inneren Zustand des Seins.

Der Lärchentyp

Was der Lärchentyp anpackt, er schafft es, weil das Sein in ihm wirkt. Er scheint auch vermutlich Unmögliches mit Leichtigkeit zu vollbringen. Er verbindet das Lebendige der Tanne und das Sein der Föhre mit seiner Aktivität. Er handelt aus sich heraus, und dieses Sein ist entscheidend. Deshalb wird er von allem unterstützt und überschreitet nie seinen Wirkungskreis. Er kann uns lehren, daß das Leben uns immer unterstützt, solange wir aus dem Auftrag unseres Lebens handeln, denn wo wir nicht hingehören, werden wir ignoriert.

Sein Handeln ist immer von Liebe durchdrungen, und darum »zieht« er die Dinge förmlich in sein Leben. Der Knackpunkt liegt darin, wie er mit dem Gewünschten umgeht. Weil er sich dem Leben gegenüber souverän und liebevoll verhält, zeigt es sich auch ihm gegenüber in souveräner und liebevoller Weise. Wer gibt, bekommt auch – so einfach ist das Gesetz.

Die Kernwirkung von Enertree-Lärche/larch-wood

Die Kräfte und Schwingungen von Enertree larch-wood eignen sich für Menschen, die überfordert sind, weil sie meinen, alles allein tun zu müssen. Menschen, die zu enge Vorstellungen davon haben, wie das Leben laufen kann und soll (vielfach sind diese Menschen auch kurzsichtig). Die Lärche ist für alle da, die Schwierigkeiten haben, Arbeiten abzugeben, zu delegieren und loszulassen, und für die das Leben aus übermenschlichen Anstrengungen besteht. Dies gilt auch für Situationen, in denen wir meinen, nicht über unseren Schatten (Muster) springen zu können. Folgende Aussagen oder Gefühlszustände zeigen an, daß Lärchenenergie gebraucht wird:

– Ich muß alles allein tun, niemand hilft mir.
– Das ist zuviel (oder zu schwierig) für mich, das schaffe ich nicht.
– Ohne Fleiß kein Preis.
– Wenn ich nicht unermüdlich arbeite, bringe ich es zu nichts.
– Ich habe so viel für diesen Erfolg gearbeitet, daß er mich gar nicht mehr freut.
– Wenn ich das nicht schaffe, bin ich am Ende.

Übungen mit der Lärche bzw. der Lärchenenergie

Wenn Sie das Lärchenprinzip integrieren und mit der Lärchenenergie arbeiten wollen, können wir Ihnen die folgende Übung empfehlen:
Suchen Sie sich Bereiche Ihres Lebens, in denen Sie resigniert und Ihr eigenes Wollen aufgegeben haben, weil Sie

nicht mehr an die Erreichbarkeit geglaubt haben oder glauben können. Falls Sie das Enertree-Set besitzen, nehmen Sie das Lärchenholz zur Unterstützung, und/oder bringen Sie die Enertree-Holzessenz in Ihre Aura. Leiten Sie Lärchenenergie in diese Bereiche, und erlauben Sie der Lärche, Sie aufzuladen und Ihnen einen Weg zu zeigen.

Alternative: Machen Sie sich Lebensbereiche bewußt, in denen Sie sich verbissen verhalten oder mit Emotionen wie Wut oder Ärger reagieren. Werden Sie sich klar, was Sie wollen (vergessen Sie nicht die Selbstlosigkeit), und leiten Sie so lange Lärchenenergie hinein, bis Sie fühlen, daß Sie Ihr Vorhaben (mit Leichtigkeit) schaffen können. Falls notwendig, können Sie auch ein weiteres Holz wählen, das Sie über die Zusammenhänge oder Ursachen aufklärt.

Die Ulme,
Enertree elm-wood

Die Ulme gehört zu den ältesten Bäumen, die den Menschen in seiner Entwicklung begleitet haben. Insofern stimmt es besonders traurig, daß sie regelrecht vom Aussterben bedroht ist, weil schon ein Großteil aller Bestände in Mitteleuropa von der rätselhaften Ulmenkrankheit befallen sind (kennen wir Menschen nicht auch eine rätselhafte Krankheit, die ganze Bevölkerungsteile bedroht...?). Diese Baumkrankheit wird von einem Pilz und einem Käfer verursacht, die Blätter welken, dann trocknen die Äste aus, und schließlich stirbt der ganze Baum ab. Genausogut könnte die Ulmenkrankheit aber auch eine Auswirkung der menschlichen Zivilisation sein.

Ist die Ulme gesund, beeindruckt sie als kräftiger, ausladender Baum mit hochgewölbter Krone, der bis 30 Meter

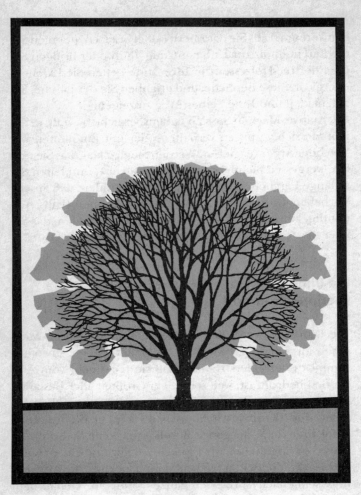

Abbildung 8: Die Ulme

hoch werden kann (Feldulme). Die Stammrinde hat eine graubraune Färbung mit tiefen, langen Furchen, die Äste wachsen gleichmäßig aufwärts. Die Blätter haben eine längliche Form, sind glänzendgrün und an der Unterseite weich behaart. Auffallend sind die Früchte: Aus rötlichen Blütenknäueln bilden sich runde Samen mit einem flachen Nüßchen in der Mitte.

Ulmenholz ist im allgemeinen so hart und dauerhaft wie Eichenholz, wächst aber in der halben Zeit. Darum war und ist es in der holzverarbeitenden Industrie beliebt. Die ansprechende Maserung macht es zu einem der schönsten Möbelhölzer, wenn auch Ulmenholzprodukte aufgrund des zähen, arbeitenden Holzes gern reißen. Früher wurde die Ulme auch von den Wagnern und Drechslern sowie für die Verarbeitung von Brunnentrögen und Wasserrädern bevorzugt.

Bei den alten Griechen war sie ein Symbol des Todes und der Trauer und wurde in Totenhainen angepflanzt. Laut germanischer Mythologie sollen die Götter bei einem Spaziergang am Gestade zwei gestrandeten Bäumen Leben eingehaucht haben. Aus der Esche soll eine Frau, aus der Ulme ein Mann entstanden sein, welche die Stammeltern und Stammbäume der Menschheit sein sollen.

Als Heilmittel war die Ulme eher in der Vergangenheit als heute bekannt. Sie galt als Mittel gegen Hautausschläge, Gicht und zur Wundheilung. In der Bachblütentherapie wird die Ulmenblütenessenz Elm dann eingesetzt, wenn ein Gefühl der Überforderung vorhanden ist oder Erdung gewünscht ist, um wieder Bezug zur Realität zu finden.

Das Prinzip der Ulme (Originaltext Baum)

Wir sind die Kommunikatoren, und bei uns laufen alle Fäden zusammen. Wir leiten alles weiter, bei uns kann nichts stehenbleiben. Alles kommt in Bewegung. Uns sollte man aufsuchen, wenn man sich in etwas verbissen hat, nicht loskommt, wenn alles zu zäh läuft. Wenn man von einer Situation wie gelähmt ist. Wir sind die göttliche Unruhe, zu schnell für den Menschen. Wir halten an nichts fest, weil Leben stetige Bewegung ist. Wir sind mit allen Kräften in Verbindung. Wir sind Beweglichkeit. Menschen, die sich zu stark mit etwas identifizieren, die jahrelang an überholten Dingen festkleben, brauchen uns. Wir empfangen alle Ströme und leiten die Nachrichten weiter.

Interpretation aus der Praxisarbeit mit der Ulme

Die Ulme als Baum der Kommunikation und inneren Beweglichkeit hilft durch ihre Fähigkeit, etwas in Bewegung zu bringen und auf allen Ebenen des menschlichen Seins auszutauschen. Sie ist der Baum, der nicht stehenbleibt.

Jeder Mensch hat vermutlich irgendwann das Gefühl, daß sein Leben (zu) eintönig ist, und wartet darauf, daß irgend etwas kommen müßte, was wieder »Schwung in die Bude bringt«. Der Alltagstrott macht müde, und es wäre Zeit für einen Tapetenwechsel, aber es tut sich nichts. Vielleicht geht es um eine bestimmte Sache, eine zähe Angelegenheit, die sich scheinbar nicht bewegen läßt. Manchmal warten wir sehnsüchtig auf einen Erfolg, eine Antwort, die schon überfällig ist. Oder wir haben uns schon seit langem in ein Problem verbissen, das sich einfach nicht lösen läßt und unbeeindruckt von allen Anstrengungen einfach weiterbesteht.

Möglich, daß wir immer wieder Sprachen lernen, Fachgebiete beackern und es uns einfach nicht gelingen will, sie in unserem Alltag anzuwenden und umzusetzen. Vielleicht müßten wir auch dringend etwas schreiben, aber die rechten Worte wollen uns nicht einfallen, oder wir haben Mühe, auf spontane Fragen zu antworten. Bei all diesen Problemen kann uns die Ulme ein guter Lehrer sein und uns helfen, uns selbst oder festgefahrene Angelegenheiten wieder in Bewegung zu bringen. Sie kann aber noch weit mehr.

Die Ulme vereinigt die Liebesfähigkeit der Tanne mit einem grundsätzlichen Interesse an allem Sein und dem zusätzlichen Wunsch nach Nähe zu allem, was ist. Wie ein Delphin im Meer schwimmt sie in einem Meer von Liebe. Sie kennt die Welt mit ihrem Herzen, und sie zeigt uns, wie erfüllt das Leben ist, wenn wir die Lehre der Tanne (Leben in Sanftmut und Liebe) angenommen haben. Nicht mehr in Gewalt und Kraft zu wirken, sondern in Licht und Liebe, ist der Zugang in einen Bereich höherer Wirklichkeit, in dem sich die Ulme schon bewegt.

Durch die Ulme können wir lernen, mit mehr Bewegung und Kommunikation in unserem Leben umzugehen. Wir lernen, die Dinge anzuschauen, ohne daran festzuhalten. Nicht alles, was zu uns kommt, ist auch für uns bestimmt. Wir werden durchlässig und lernen, den Überfluß des Lebens zuzulassen. Die Ulme vermittelt und reicht weiter. Jede Sache, jede Information hat ihren Wert. Es gibt keine wertlosen oder uninteressanten Dinge in ihrer Welt. Was Informationen und Wissen erst wertvoll macht, ist die Fähigkeit zu verbinden. Eine Erfahrung hier, eine Erfahrung dort. Erfahrungen, die für sich allein genommen nichts Besonderes darstellen, können in Verbindung zueinander plötzlich wertvoll und entscheidend sein. Das Naturell der Ulme kann uns helfen, unsere vielfältigen Erfahrungen zusammenzubringen und die Beziehung von einem Wissen zum anderen herzustellen.

Ein anderer Aspekt des Ulmenprinzips ist die Offenheit, das Interesse an allem Sein und ihre Spontaneität. Vielleicht kommen wir ganz gut zurecht damit, uns selbst glücklich zu machen, aber dann treten plötzlich Situationen auf, die den eigenen Erwartungen und Hoffnungen völlig zuwiderlaufen: Eine wichtige Verabredung platzt, wir müssen unverhofft länger Dienst machen, oder wir stellen uns auf eine bestimmte Reaktion des Partners ein, die völlig anders als erwartet abläuft. Die Ulmenenergie lehrt uns, auf alles mutig zuzugehen und mit allem Unbekannten, das sich zeigt, Kontakt aufzunehmen. Oft entpuppen sich »Zufälle« als unerwartete Fügungen, und ein Widerstand kann zum größten Glück werden. Vorausgesetzt, wir laufen nicht mit Scheuklappen umher und denken nur daran, die eigene Misere zu beklagen.

Die Ulme lehrt uns auch Flexibilität, Polaritäten umzudrehen und sich scheinbar Undenkbares vorzustellen: Was wäre, wenn das, was wir als größtes Unglück ansehen, plötzlich das größte Glück wäre? Was wäre, wenn ein Umweg in Wirklichkeit eine Abkürzung ist? Was wäre, wenn das, was ich als meine größte persönliche Schwäche ansehe, in Wirklichkeit meine größte Stärke ist? Vielleicht ist mir der Bus vor der Nase abgefahren, damit ich einen bestimmten Menschen treffen konnte.

Die Ulme weiß, sie ist so in ihrer Liebe geborgen und von den höchsten Schöpferkräften beschützt, daß ihr nur Gutes widerfahren kann. Wut, Ärger und Enttäuschungen haben als Ursache eine negative Erwartungshaltung. Für die Ulme gibt es nichts Negatives, und darum kann sie offen auf alles zugehen. Das Leben gibt in Fülle, auch wenn es nicht immer aus der Richtung kommt, aus der man es erwartet. Vielleicht suchen wir eine Antwort auf eine dringende Frage, und eine »zufällige« Begegnung bringt uns die Antwort. Viele Menschen sind so sehr mit ihren Bitten und Wünschen beschäftigt, daß sie die Antworten darauf gar nicht wahrnehmen können. Die Ulme hilft uns, allem Sein gegenüber offen zu sein, den Botschaften zu lauschen und in einen wunderbaren Austausch mit dem Leben zu treten. Wer mit der Ulme arbeitet, lernt mehr und mehr, Kraft aus den zahlreichen zufälligen Begegnungen und unerwarteten Lebensumständen zu schöpfen. Sie hilft uns, unvoreingenommen auf alles zuzugehen und Spaß zu finden an der Improvisation. Denn sie weiß, daß das Unerwartete und Zufällige, wie auch immer es in unser Leben tritt (eine verhinderte Verabredung, ein geplatzter Reifen, ein überraschender Telefonanruf), nichts anderes ist als eine lebendige Antwort auf unsere Fragen. Jedes Lebewesen ist stets mit dem Gesamten in Verbindung, und auf alles, was wir tun, denken und fühlen, gibt es im ganzen Universum immer eine Resonanz.

Der Ulmentyp

Der Ulmentyp ist ein Vermittler und ein Übermittler. Er lebt durch Kommunikation und Austausch, greift Informationen auf und leitet sie weiter. Sein Auffassungsvermögen ist schnell, und er kann auf mehreren Ebenen gleichzeitig arbeiten. Alles fließt ihm zu, weil er vorurteilslos nichts zurückstößt und nichts für sich behält. Er ist ein hervorragender Koordinator und Organisator – äußerst kreativ und neugierig. Aber seine Kommunikation bleibt nicht auf das Mentale beschränkt. Er ist fähig, mit Tieren, Pflanzen, ja mit entfernten Welten in Kontakt zu treten. Es ist ein Austausch von Herz zu Herz. Nichts bleibt ihm verborgen, er erfährt alles und kennt jedes Geheimnis. Für ihn gilt der Ausspruch: »Alles ist möglich dem, der liebt!« Das ist sein ganzes Geheimnis. Dem liebenden Herzen öffnet sich jede Tür, und es besitzt die wahre Macht. Der Delphin ist ein gutes Symbol für sein Wesen. So bringt er Neues in die Welt, bringt Dinge in Bewegung. Er ist ein geduldiger Lehrer, Forscher und Heiler. Darin hat er Ähnlichkeiten mit dem Walnußtyp. Aber während es beim Walnußtyp um die Erkenntnis des Eigenen geht, spricht der Ulmentyp mehr die Erkenntnis zum Ganzen und die Zusammenhänge mit dem Ganzen, die Integration an. Deswegen unterstützt er mehr das Kollektiv als den einzelnen. Und er weiß intuitiv, welche Strömungen zu welcher Zeit für die Entwicklung aller wichtig werden.

Die Kernwirkung von Enertree-Ulme/elm-wood

Die Kräfte und Schwingungen von Enertree elm-wood eignen sich für Menschen, die in Situationen steckenbleiben, in denen alles »zähflüssig« verläuft bzw. sich scheinbar nichts mehr bewegt. Folgende Aussagen oder Gefühlszustände zeigen an, daß Ulmenenergie gebraucht wird:

– Ich kann dies einfach nicht loslassen.
– Ich stecke schon seit Jahren in dieser Situation.
– Ich bin manchmal wie gefangen von einem Gefühl.
– Ich habe mich so sehr mit dieser Sache identifiziert.

Übungen mit der Ulme bzw. Ulmenenergie

Wenn Sie das Ulmenprinzip integrieren wollen, können wir Ihnen die folgende Übung empfehlen:

Versuchen Sie, Bereiche in Ihrem Verhalten und Ihrer Persönlichkeit zu entdecken, in denen Sie den Eindruck haben, daß Sie festgefahren sind. Oder machen Sie sich Zustände bewußt, die Ihnen als Probleme erscheinen, und leiten Sie Ulmenenergie hinein (zum Vorgehen vgl. Linde). Beobachten Sie, was sich bei Ihnen verändert. Vielleicht kommen Ihnen unerwartet gute Ideen. Seien Sie auf jeden Fall den ganzen Tag hindurch offen, und versuchen Sie, die Antworten zu entdecken, die das Leben Ihnen durch irgendwelche »Zufälligkeiten« bringt.

Atmen Sie die Energie der Ulme ein, und visualisieren Sie, wie das Leben auf alles, was Sie machen, anspricht und versucht, mit Ihnen in aktive Kommunikation zu treten.

Verbinden Sie sich mit der Ulme bzw. der Ulmenenergie, und nehmen Sie die Erfahrungen auf, die Sie mit dieser Energie machen und empfinden. Machen Sie sich diese Erfahrungen (im Wachzustand) wieder bewußt, und übertragen Sie diese als Katalysator auf Bereiche, die Ihnen Schwierigkeiten machen.

Sollten Sie bei der Übung Schwierigkeiten haben, bitten Sie die Ulme um Hilfe, und falls Sie ein Enertree-Set besitzen, nehmen Sie das Ulmenholz zur Unterstützung, und/oder bringen Sie die Enertree-Holzessenz in Ihre Aura.

Der Ahorn,
Enertree maple-wood

Während der letzten Eiszeit ist der Baumreichtum in Europa auf rund achtzig Arten zusammengeschrumpft, während in Nordamerika und auch in Asien deutlich mehr Baumarten überleben konnten. Der Hauptgrund liegt darin, daß

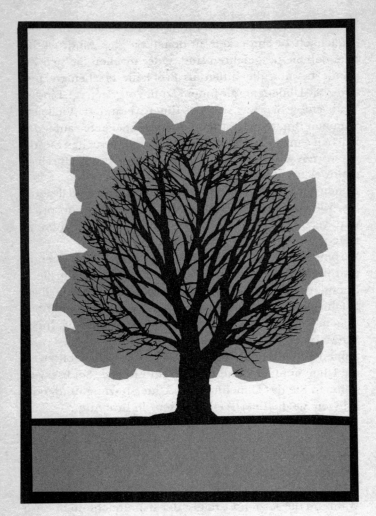

Abbildung 9: Der Ahorn

der von Westen nach Osten verlaufende Alpengebirgszug für viele Pflanzen ein unüberwindliches Hindernis darstellt, während sich die Gebirgszüge auf dem nordamerikanischen Kontinent in Nord-Süd-Richtung ausdehnen und den Pflanzen ermöglichen, bei Bedarf in den wärmeren Süden zu wandern. Auch in Asien liegen die generellen Verhältnisse für Pflanzen günstiger als in Europa.

So sind von einem einstmals breiten Spektrum von Ahornarten in Europa nur noch wenige übriggeblieben: Spitzahorn und Feldahorn sind in West- und Mitteleuropa verbreitet, es sind beliebte Bäume für Parkanlagen und Gärten; im Süden bis 1500 Meter Höhe wächst auch der bodenpflegende Bergahorn. Die bei uns bekannteste Art, der Spitzahorn, ist ein anspruchsloser, gut wachsender Baum mit gleichmäßig gewölbter Krone und eher kurz wirkendem Stamm, der bis 30 Meter hoch werden kann. Er hat fünf- bis siebenlappige, scharf zugespitzte Blätter, die auf beiden Seiten weitgehend gleichfarbig und glänzend sind. Die Bäume blühen im April und Mai, bevor die Blätter austreten, gelbweiß und hellgrün in herabhängenden Dolden. Wohl jedes Kind kennt die Früchte des Ahorns, die sich gespalten und geöffnet bestens als Hörner oder Brillen auf die Nase kleben lassen. Der eigentliche Zweck der Früchte liegt jedoch darin, im Herbst als sogenannte Schraubenflieger oder Propeller mit dem Wind an einen neuen Ort zu fliegen und dort zu keimen. Gerade im Herbst ist der Ahorn mit seiner Farbpalette von Hellgelb bis Rubinrot einer der schönsten und interessantesten Bäume.

In der Mythologie findet man den Ahorn nur am Rande, obwohl der Baum selbst, sein Holz, die Blätter und der Ahornsirup schon in früher Vergangenheit sehr geschätzt waren. Pfahlbauer verwendeten in unseren Gegenden oft Ahornpfähle für den Grundaufbau ihrer Hütten. Die Römer verehrten den Ahorn nicht nur, sondern attestierten ihm gar eine Seele. Ahornblätter wurden von den Tieren, aber mit Sauerkraut gegärt im Spätmittelalter auch von den Menschen verzehrt. Das helle Ahornholz ist heute noch bei Schnitzern, Drechslern, Schreinern und Instrumentenbauern beliebt.

Als Heilmittel hat der Ahorn eine große Tradition. Bereits bei den Ägyptern galt er als eines der wichtigsten Heilmittel, wenn auch nicht ganz klar ist, um welche Art Ahorn es sich damals handelte. Im Mittelalter wurden vor allem Zweige und Blätter des Bergahorns zu kühlenden Mitteln bei Fieber, Geschwüren und Schwellungen zerquetscht oder verkocht. In der heutigen Zeit ist der Ahorn vor allem wegen seines ausgeprägten Saftgehaltes wieder bekannt geworden und gewinnt als Sirup und Süßstoff auch bei uns wieder zunehmend an Bedeutung.

Das Prinzip des Ahorns (Originaltext Baum)

Zwei Ströme vereinigen sich in mir, woraus ein dritter wächst, das sieht man schon an meinem Blatt. Das aktive männliche und das entspannende, empfangende weibliche Prinzip. Ich bin der Ausgleich zwischen zwei Polen. Ich verbinde Himmel und Erde, bin ein Symbol für das Menschengeschlecht. Habt ihr Mühe, das Gleichgewicht zu halten, ich bringe es. Ich vermittle zwischen Ideal und Materie. Ich helfe den Ideen, sich zu verkörpern, indem ich die Pole zusammenbringe.

Wenn euch die Schwere der Materie dumpf macht und ihr den Zugang zu eurem Potential verliert, verbinde ich euch wieder damit. Ich bringe euren Geist auf die Erde.

Interpretation aus der Praxisarbeit mit dem Ahorn

Das Prinzip des Ahorns ist die Unsterblichkeit, denn er unterstützt uns bei allen Zuständen von Angst und Schock. Angst ist ein Thema mit vielen Facetten, das für jeden Menschen eine Bedeutung hat. Solange die Angst als Warnsignal vor drohenden Gefahren dient, damit man rechtzeitig reagieren kann, ist sie eine sehr sinnvolle Kraft. Überschreitet sie aber ihre Funktion als Frühwarnsystem, wird sie übermächtig, lähmt die Kräfte und führt direkt in die Gefahr hinein. Der Mensch bekommt immer das, wogegen er sich wehrt. Wenn wir Angst empfinden, ist unser Denken auf ein Ereignis in der nächsten oder weiten Zukunft fokussiert. Wir können nichts fürchten, das schon geschehen ist oder bereits geschieht. Andererseits können wir auch nichts konkret fürchten, was wir noch nicht erlebt haben, weil uns einfach die Vorstellung dazu fehlt (wir bauen uns dann eine irreale Wahnvorstellung auf). Namhafte Forscher erklären, daß sogar die Angst vor dem Tode nichts anderes sei als eine Projektion des Erlebnisses der eigenen Geburt.

Angst hat meistens die gleiche Ursache: Sie will vor körperlichen und/oder seelischen Qualen schützen, die über das erträgliche Maß hinausgehen. Auch bei Höhenangst, Platzangst und Phobien geht es in Wirklichkeit meist um die Furcht vor körperlichen und/oder seelischen Leiden oder sogar Untergang und Tod. Erlebnisse, welche die menschlichen Kräfte übersteigen und die nicht eingeordnet werden können, führen auch dazu, daß die betroffenen Teile zum Schutz abgespalten werden und man sich nicht mehr an sie erinnern kann. Dies gilt auch, wenn die Angst selbst zur Qual wird. Diese abgespalteten Teile können dann zwar nicht mehr weh tun, aber sie fehlen, denn sie sind Energie und Fähigkeit, die uns verlorengehen. Die meisten Menschen erleiden im Laufe ihres Lebens zahlreiche solcher Schockzustände, vornehmlich in frühester Kindheit, wenn man der Umgebung wehrlos ausgeliefert ist.

Vicky Wall hat den Zustand des seelischen Schocks häufig mit dem Bild eines Autos auf dem Pannenstreifen verglichen. In Angst und Panik trennt man sich vom höheren Sein und fühlt sich nachher wie abgeschnitten von den höheren Dimensionen. Nach der eigenen Empfindung scheint das höhere Selbst weggegangen zu sein – nicht umgekehrt. Nun steht man auf dem Pannenstreifen, mit dem Schrecken in den Gliedern, und fühlt sich lahmgelegt – wie ein Auto ohne Zündkerzen. Die Illusion des Geschehens hat das Bewußtsein so stark in den Bann gezogen, daß man unmöglich glauben konnte, es würde einem in der gefahrvollen Situation nichts Schlimmes geschehen. Wenn man der Illusion weiterhin mehr glaubt als der Wahrheit, dann wiederholt sich das Geschehen, bis man sich der Wirklichkeit stellt und wahrhaft die eigene Unsterblichkeit erfährt. Das dauert so lange, bis man der Realität des Göttlichen mehr vertraut als den Illusionen.

Vicky ging bei der Erklärung der Ursachen menschlicher Ängste und Leiden sogar noch weiter. Sie interpretierte die Schockwirkungen und Verletzungen im Leben als Echos früherer Erfahrungen, die sich immer und immer wieder reproduzieren müssen, bis man die Urerfahrung geheilt hat. Nach ihrer Ansicht sind die meisten Menschen in ihrer Vergangenheit schon unzählige Male auf höchst dramatische Weise ums Leben gekommen, haben Torturen erlitten, die über das Erträgliche gegangen sind, und haben so nach und nach einen erheblichen Teil ihres Potentials verloren und vergessen. Nach Vickys Aussagen ging es in früheren Kulturen bei Bestrafung und Verfolgung von Feinden nicht nur darum, die Widersacher physisch auszuschalten, man zielte ganz bewußt darauf ab, sie auch seelisch zu zerstören, indem man sie blendete, köpfte, vierteilte oder einmauerte (ein Angriff auf die Energiezentren). Aber auch unsere heutige Welt wird mit Angst regiert, nur mit einer raffinierteren Form. Über die Massenmedien werden nicht nur Informationen vermittelt, sondern der Mensch ist auch täglich vermittelten, fremdbestimmten Emotionen ausgesetzt, welche eine persönliche Entwicklung hemmen oder gar unmöglich machen. Wenn wir uns entwickeln und die ureigenen Kräfte reaktivieren wollen, sollten wir uns auch den Schrecken des Lebens stellen und das Bewußtsein schaffen, daß uns nichts wirklich verletzen kann. Im Grunde genommen geht es lediglich darum, uns zu erinnern und nach und nach alle verlorengegangenen Teile zurückzuerobern.

Der Ahorn hilft uns, bewußte und unbewußte Blockaden aufzulösen – gleichgültig, ob es sich um irgendeine geringfügige Ängstlichkeit oder aber um die von Vicky zitierte uralte Angst handelt. Der Ahorn teilt uns mit seinen Schwingungen mit: »Fürchtet euch nicht, denn ihr seid unsterblich, und ihr könnt nicht vergehen. Was sterben kann, sind nur Illusionen.« Der Ahorn fügt uns zusammen. Er gibt uns die Verbindung zum Höchsten wieder zurück, und alles, was lebt, kann er heilen.

Der Ahorntyp

Der Ahorntyp ist spontan, hilfsbereit, und er lebt gefühlsmäßig ganz in der Gegenwart. Ihn kann so leicht nichts aus der Ruhe bringen. Gerade diese innere Gelassenheit verleiht ihm die Fähigkeit, blitzschnell zu reagieren, wenn es darauf ankommt. Er bewahrt auch in den kritischsten Situationen einen kühlen Kopf, und er hat die Fähigkeit, in akuten Notsituationen genau das Richtige zu tun. Er handelt instinktiv aus dem Gefühl heraus. Wenn andere ihre Nerven verlieren, zeigt sich sein Naturell am deutlichsten. Er ist der geborene Lebensretter, der Feuerwehrmann und Troubleshooter. Tief in seiner Seele lebt das Wissen, daß der Mensch unsterblich ist und ihn nichts wirklich zerstören kann. Er hat Angst und Tod überwunden. Damit strahlt er genau das aus, was Christus den Menschen zugerufen haben soll: »Fürchtet euch nicht, denn ich habe den Tod überwunden, ich bin bei euch alle Tage!« Das Leben kann alles überwachsen, überwinden, und der Ahorntyp hat dieses Wissen, diese Erfahrung, in seinem Körper integriert, auch wenn es ihm mental nicht bewußt ist. Seine Körperzellen sind dauernd mit dem Höchsten verbunden, und dadurch wird er für uns zum Repräsentanten dafür, daß der Mensch unsterblich ist.

Die Kernwirkung von Enertree-Ahorn/maple-wood

Die Kräfte und Schwingungen von Enertree maple-wood eignen sich für Menschen, die urplötzlich den Kontakt zu ihrem Höheren verlieren und die zwischen Extremen hin und her pendeln. Solche, die nur kurze Ausdauer haben und alles »hinschmeißen«, wenn es ihnen zuviel wird. Pioniere und Sensitive, die schnell geschockt werden. Aber auch Menschen, die durch erlebte seelische Bedrohungen einen Schock erlitten haben und sich deshalb gefühlsmäßig von diesen Ereignissen getrennt haben. Menschen, die nur über einen winzigen Teil ihrer Kräfte verfügen und ihn nutzen. Folgende Aussagen oder Gefühlszustände zeigen an, daß Ahornenergie gebraucht wird:

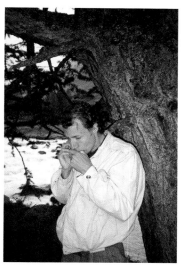

Peter Salocher

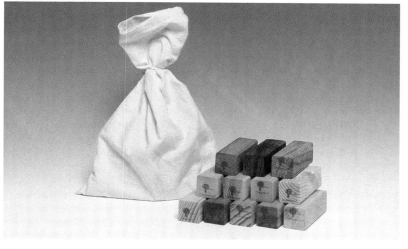

Die Nullserie von Enertree-Hölzern, hergestellt in einer Basler Behinder-
tenwerkstatt.

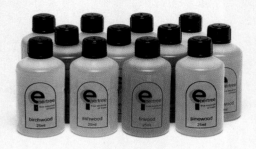

Die erste Serie Holzessenzen, aus Stabilitätsgründen noch in
Kunststoffflaschen.

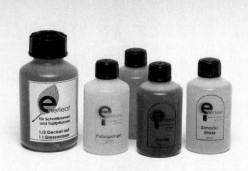

Enerleaf für Schnittblumen und Topfpflanzen und kombinierte
Enertree-Essenzen: die Mischungen (v. l.) Prüfungsangst, Joy,
Rescue und Schock/Stress.

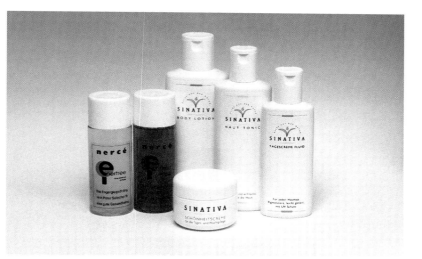

Anwendungen von Enertree im Kosmetik- und Gesundheitsbereich:
Nercé-Baumbäder und -Massageöle (l.) und SINATIVA, die Kosmetik-
linie völlig ohne synthetische Chemiezusätze, Konservierungsmittel,
Erdölderivate und Emulgatoren.

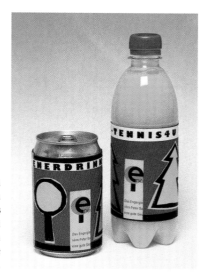

Enertree-Drinks peitschen
nicht auf, sondern machen
wach, indem sie das
Empfinden und Bewußtsein
klarer machen, Blockaden
lösen und innere Ruhe
schaffen.

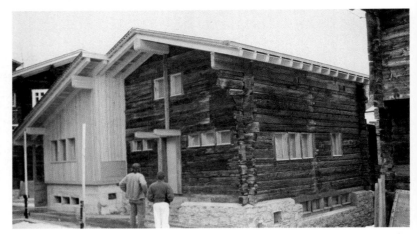

Durch einen bewußten und gezielten Einsatz von Holz läßt sich die energetische Wirkung auf die Bedürfnisse der Bewohner abstimmen und die Wohnqualität steigern. Im Bild ein Enertree-Bauprojekt im schweizerischen Wallis.

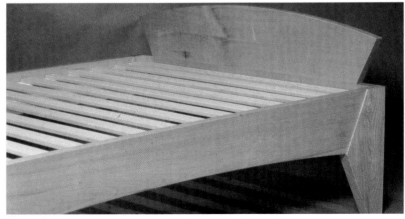

Dank dem Wissen um die Baum- und Holzenergien und ihre Wirkung auf den Menschen ist eine neue Möbelgeneration entstanden: Massivholzmöbel aus mondphasengeerntetem Holz. Hier ein Beispiel der Firma Grundform Design, D-82399 Raisting.

- Vor kurzem war alles noch so gut, und jetzt ist mir plötzlich der Lebensmut abhanden gekommen.
- Ich habe das Gefühl, nur noch zu vegetieren.
- Warum muß ich auch immer so abstürzen?
- Mal bin ich himmelhoch jauchzend, mal zu Tode betrübt.

Übungen mit dem Ahorn

Wenn Sie das Ahornprinzip integrieren und mit der Ahornenergie arbeiten wollen, können wir Ihnen die folgende Übung empfehlen:
Versuchen Sie, sich Ihre Ängste bewußtzumachen oder sich an Schreckenszustände zu erinnern. Wenn Sie das Angstgefühl wieder spüren, ist Ihr Verhaltensmuster offen, und Sie können beginnen, es aufzulösen. Leiten Sie Ahornenergie in jeden Bereich Ihrer Ängste, und spüren Sie, wie Ihre Angst sich langsam auflöst. Bestätigen Sie sich, daß alles Leiden Illusion ist, der Mensch ein unsterbliches Wesen und alles in bester Ordnung ist.
Sollten Sie bei der Übung Schwierigkeiten haben, bitten Sie den Ahorn um Hilfe, und falls Sie das Enertree-Set besitzen, nehmen Sie das Ahornholz zur Unterstützung, und/oder bringen Sie die Enertree-Holzessenz in Ihre Aura.

Die Birke, Enertree birch-wood

Die Birke hat sich erst wie ein verlegenes junges Mädchen geziert, mit uns in Kontakt zu treten, und erst nach mehreren Anläufen hat überhaupt eine Kommunikation stattfinden können. Mit ihrem dünnen, weißen Stamm und dem

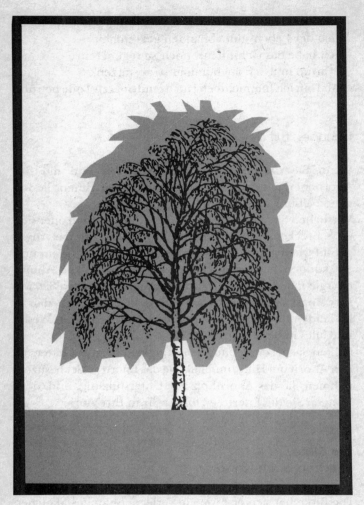

Abbildung 10: Die Birke

Blätterschmuck, der an Zapfenlocken erinnert, wirkt die Birke auch optisch sehr mädchenhaft. Sie ist äußerst ansprechend und gilt als typischer Baum des Frühlings.

Sie ist ein geselliger Baum, der allein oder in Gruppen vor allem im nördlichen Europa und Asien in Wäldern, Torfmooren und an Ufern wächst, um ihren immensen Wasserbedarf zu befriedigen. Hoch im Norden Europas kann man auch weite Birkenwälder antreffen. Ein typisches Merkmal ist der schneeweiße Stamm, der im Alter von dunklen Rissen durchzogen wird und für das der Birke eigene Bild sorgt. Charakteristisch sind auch die hellgrünen Blätter und die Birkenkätzchen, wobei die weiblichen Blüten grün sind und aufrecht stehen, die männlichen als braune, längliche »Würmer« auffallen. Die luftgepolsterte und wasserundurchlässige Rinde macht sie kälteresistent, und wohl deswegen war sie lange Zeit der einzige Baum auf Grönland und Island. Wie alle Nordländer hat sie ein besonderes Verhältnis zum Frühling, zum Licht und zu alten Traditionen.

So wurde die Große Mutter, eine Hauptgöttin unserer Vorfahren, in Form und Symbolik der Birke verehrt. Da die weibliche Fruchtbarkeit und der Frühling als Neuanfang des jährlichen Naturzyklus zusammenhängen, ist es nicht verwunderlich, daß bis heute die Maibäume aus jungen Birken gemacht werden. Die Kelten wählten sie auch als Lichtbaum zum Symbol ihres Weihtags und tranken Birkensaft, um Schönheit zu erhalten. Bei den Slawen und Germanen spielte sie im Volksglauben, zum Beispiel in Märchen, eine bedeutende Rolle. Aufgehängte Birkenzweige sollen etwa vor Blitzschlag, Hexen oder Dämonen schützen.

Als Nutzbaum war die Birke schon seit Urzeiten beliebt. Indianer fertigten aus Birkenrinde Kanus und eine Art Pergament. In Lappland wurden Umhänge und Gamaschen gemacht, skandinavische Häuser wurden mit Birkenschindeln

gedeckt und mit Birkenmöbeln und -haushaltsgeräten aus-
gestattet. Im deutschsprachigen Raum ist Birkenholz seit der
Biedermeierzeit bekannt und beliebt. Weil es selten richtig
austrocknet, wird es heute in der Möbelverarbeitung vor allem als Furnierholz verwendet.

Nördlich der Alpen und gegen Osteuropa gilt die Birke seit
dem späten Mittelalter als beliebtes und verbreitetes Heilmittel gegen Wassersucht, rheumatische und Hautkrank-
heiten. Ihre harntreibenden Eigenschaften trugen ihr auch
den Namen Nierenbaum zu, und zu Heilmitteln werden eigentlich alle Teile des Baumes verwendet.

Das Prinzip der Birke (Originaltext Baum)

*Ich bin die Schönste, und ich gefalle mir selbst. Ich zeige euch, wie
schön, wie edel ihr seid. Wie schön könnte die Welt sein, wenn jeder
sich um sich selbst kümmern würde. Den Platz, den ich einnehme,
den erfülle ich ganz mit meiner Ausstrahlung. Ich bin wie eine schöne Frau, von mir selbst eingenommen, so zeige ich den Menschen,
daß man sich wichtig nehmen soll. Ich verführe durch Weiblichkeit
und Anmut. Ich bin ausweichend, nachgiebig, lockend. Ich liebe es,
mit dem Wind zu spielen, er kann mich nicht erreichen, auch wenn
er noch so wütend ist.*

*Meine Haut ist zart, mein Wuchs elegant, ich bin die Venus, der
Göttinnenbaum. In meinen Zweigen singen die Vögel die schönsten
Lieder. Eine Figur aus meinem Holz geschnitzt wirkt anmutiger als
jede andere.*

*Wenn ihr immer wieder anderen zuliebe Dinge tut, die ihr eigent-
lich nicht wollt, nur um sie nicht zu verlieren, dann kommt zu mir.
Wenn euer Gefühl zutiefst verletzt ist durch männliche Wucht und
Intoleranz, sei es von außen oder aus eurem eigenen inneren Geist,
dann weise ich euch den Weg. Ich lehre euch Beziehung und Freund-*

schaft zu euch selbst, daß ihr euch tief innen annehmen könnt und zu euch sagt: »Ich bin das wichtigste, ich genüge mir selbst und ich kann für mich selber sorgen. Ich brauche niemanden.« Ich lehre dich, etwas von dir zu halten, weil du göttlich bist. Erst wenn du dich selbst richtig annehmen kannst, wirst du die Beziehung zu anderen wirklich genießen.

Interpretation aus der Praxisarbeit mit der Birke

Die Birke manifestiert durch ihre überwältigende, freundliche Ausstrahlung das Prinzip der Weiblichkeit und der weiblichen Gefühle. Sie hilft uns zu lernen, daß wir uns auch als Gefühlswesen bedingungslos annehmen. Sie stärkt den in jedem Menschen vorhandenen weiblichen, empfangenden Teil und die Fähigkeit, aus dem Bauch heraus spontan seinen Gefühlen entsprechend zu handeln und auch die Gefühle anderer aufzunehmen, empfindsam zu sein.

Die jahrtausendelange Vorherrschaft des Patriarchats mit ihren Auswüchsen in allen Lebensbereichen hat in uns allen ihre Spuren hinterlassen und zu der schwerwiegenden Spaltung zwischen Kopf und Herz, zwischen Ratio und Gefühl geführt. Verzerrte, tendenziöse Geschichten wie die von Adam und Eva, in welcher Eva mit dem Apfel das Unheil der Menschheit heraufbeschworen haben soll, die ganze Erziehung und die Erfahrungen mit unseren Gefühlen haben uns stetig und kaum merkbar in eine ganz bestimmte Richtung gelenkt. Weg vom Emotionalkörper, weg vom Weiblichen, Tiefgründigen – hin zur heutigen Kopflastigkeit und Dominanz der linken Hirnhälfte und des Mentalkörpers. Dies hat nicht nur zur Unterdrückung der Frauen, sondern auch zur bewußtseinsmäßigen Trennung von der Seele und zur Außenorientierung hin zur materiellen, logisch-rational organisierten Welt geführt. Wir entscheiden heute viel zu selten intuitiv, sondern meistens über den Verstand. Die Bevorzugung der linken Hirnhälfte und die Ausgrenzung der weiblichen Seite ist völlig unnatürlich und reduziert die menschlichen Entwicklungsmöglichkeiten auf einen Bruchteil des vorhandenen Potentials. Allerdings ist nicht die männliche Polarität schädlich, sondern ihre Überbetonung und die Unterdrückung der weiblichen Polarität. Wichtig ist, zu verstehen, daß die Diskussion sich um Polaritäten (Extreme) und nicht um Geschlechter dreht. Sowohl Männer vereinigen männliche als auch weibliche Aspekte und Frauen weibliche und männliche. Allerdings in unterschiedlichem Maße, damit eine sinnvolle Polarität die Anziehung und Fortpflanzung möglich macht. Das Patriarchat mit unterdrückter weiblicher Polarität ist genauso unnatürlich wie ein Matriarchat mit unterdrückter männlicher Polarität, denn es geht darum, die Unterdrückung einer Polarität und damit das Ungleichgewicht zu beseitigen und nicht ein neues Ungleichgewicht im anderen Extrem zu schaffen. Dies sollten Frauenrechtlerinnen wie Patriarchen in ihre Strategien mit einbeziehen, weil sie sonst nur versuchen, das Ungleichgewicht umzudrehen.

Es ist wichtig, und das will uns die Birke sagen, daß wir die wahren Gefühle in uns zulassen und sie nicht wegen irgendwelcher von außen herangetragener Wertvorstellungen oder Erwartungen unterdrücken. In unserer heutigen Welt ist das Leben fast global männlichen, machtorientierten Prinzipien unterworfen. Männlich ist der Zwang, stark zu sein und zu siegen. Männlich ist aber auch die Angst, sich treiben und fallen zu lassen, weil der polare Verstand das als Verlust oder Schwäche interpretiert. Auch wenn wir mental wissen, daß wir auch schwach sein dürfen, unsere Gefühle sind geprägt, und wir reagieren gemäß unserer patriarchalischen Erziehung. Nur das Weibliche in uns ist dieser Größe gewachsen, und nur das weibliche Prinzip läßt Gnade vor Recht walten. Was die Welt heute braucht, ist nicht die Emanzipation der Frau, sondern die Emanzipation des Weiblichen im Menschen. Die Birke ist ein Quell dieser notwendigen Weiblichkeit. Sie hilft uns, unsere Gefühle als Teil des Lebens zuzulassen und den Emotionalkörper wieder zu entwickeln. Dadurch wird die Schwäche zur Stärke und die Ohnmacht zur Macht. Wir lernen mehr und mehr, uns dem Sein und dem Schicksal hinzugeben, uns fallen zu lassen und uns der höheren Kraft anzuvertrauen. Für die Birke ist es selbstverständlich, daß sie alle Aspekte der Außenwelt auch in sich selbst hat. Sie braucht keine Angst vor Mißerfolg zu haben, denn wohin könnte sie fallen, außer in sich selbst, was lediglich eine neue nützliche Erfahrung bedeutet. Die Birke hilft uns auch, uns zu orientieren, wenn wir Klarheit und Führung suchen, denn sie lehrt uns, wieder auf das eigene Innere zu lauschen und zu vertrauen.

Jeder Mensch möchte Liebe und Anerkennung erfahren. Viele gehen dabei so weit, daß sie dafür sogar bereit sind, sich selbst und ihre eigenen Grundsätze zu verraten. Sie konzentrieren sich dabei aufs Geben und lesen ihren Mitmenschen jeden Wunsch von den Lippen ab. Dabei nehmen sie sich selbst zurück und passen sich an, aus Angst, verlassen zu werden, allein oder unzulänglich zu sein. Bei Kritik sind sie bereit, sich so lange zu korrigieren und korrigieren zu lassen, bis sie wieder Akzeptanz zu spüren glauben, auch wenn dieser Prozeß immer mehr zur eigenen Entfremdung und möglicherweise zur Selbstaufgabe führt. Das tragische ist, daß eine solche Entwicklung meist zu einem doppelten Verlust führt. Neben dem Verlust der eigenen Individualität wenden sich fast immer auch die Menschen ab, denen man alles gegeben hat. Denn Geben ist nicht ohne weiteres bedingungslos, weil im Gegenzug Zuwendung und Dankbarkeit erwartet wird. Im Grunde genommen ist es ein »Kauf« oder Tausch von Energien. Und da sich die meisten Menschen nur ungern manipulieren lassen, wenden sie sich vom Gebenden zu irgendeinem Zeitpunkt abrupt ab. Dieser fühlt sich natürlich doppelt schlecht, weil er nicht nur viel gegeben, sondern auch eigene Bedürfnisse unterdrückt hat. Und weil es diesmal nicht geklappt hat, nimmt er sich vor, beim nächstenmal noch mehr zu geben und sich selbst noch mehr zu kasteien. Der grundsätzliche Irrtum liegt darin, zu glauben, daß es in der Außenwelt irgend etwas gäbe, das einen selbst glücklich machen könnte. Die Außenwelt ist lediglich ein Spiegel und kann nur zeigen, was auch im Innern schon vorhanden ist.

Die Birke lehrt, daß alles im Außen zuerst im Innern existiert, und sie lehrt uns wahre, bedingungslose Liebe. Deswegen sind Liebe und Glück erst möglich, wenn ich bereit bin, mich selbst zu lieben. Mit allen guten und scheinbar weniger guten Seiten. Solange ich Charakterzüge und Seelenaspekte unterdrücke, lehne ich sie auch selbst ab. Sie suchen sich dann einen eigenen Weg ins Freie, begegnen mir als Lebenspartner oder Situationen in der Außenwelt und erinnern mich an ihre Anwesenheit und ihre Unterdrückung. Ich erhalte stets das, wogegen ich mich selbst am meisten wehre.

Durch die Birke lernen wir, wieder an unsere eigene Göttlichkeit zu glauben und uns liebenswert und schön zu fühlen mit allem, was wir sind. Demut ist wirkliche Stärke, und dadurch können wir grenzenlos wachsen, denn ein Mensch kann nicht größer sein, als er anerkennt, klein zu sein. Die Birke lehrt uns, glücklich mit uns selbst zu sein, auch wenn das Außen manchmal etwas Zeit braucht, diesen Zustand zu reflektieren. Dabei lernen wir, zu warten und stehenzubleiben, damit sich der Prozeß umdrehen kann und die Welt unsere Attraktivität sucht. Nicht wir gehen zur Welt und auf die Ereignisse zu, sondern die Welt kommt zu uns, und wir ziehen das Leben an. Und dies ist mit Sicherheit so und gilt nicht nur für die Liebe, sondern für alles im Leben. Was immer ich mir wünsche, ich stelle es mir vor, male es mir aus, gebe es mir innerlich und lasse es los. Dann brauche ich nur noch zu warten, bis es von selbst zu mir kommt. Das ist der weibliche Weg der Birke.

Der Birkentyp

Der Birkentyp ist ein Vorbild für ausgeglichene Polaritäten und die Emanzipation weiblicher Kräfte sowohl der Frau selbst wie auch des Weiblichen im Mann, der Gesellschaft und Organisationssysteme. Der Birkentyp ist selbstbewußt und fällt vor allem wegen seiner Anmut und Schönheit auf, die nicht unbedingt äußerlich sein muß. Er wirkt weich und in seinem Verhalten weiblich, scheint seine Umgebung durch seinen Anreiz zu verzaubern und könnte Menschen leicht um seinen Finger wickeln. Ihn umgibt eine Aura des Geheimnisvollen, Tiefgründigen, aber auch des Lieblichen. Er ist allem Künstlerischen, Ästhetischen zugetan und liebt die Harmonie. Sein Auftreten ist gerade deswegen sicher, und er ist schlagfertig und nicht um Antworten verlegen. Kaum etwas kann ihn aus der Ruhe bringen, weil er in sich selber ruht und sich bedingungslos akzeptiert. Er verwirklicht die Selbsttreue und verrät sich nicht. Mit seiner Fähigkeit, auch Polaritäten voll anzunehmen, wird ein Gegner bei einem Angriff immer ins Leere stoßen. Es scheint ihm geradezu Spaß zu machen, die Aggressivität dynamischer

Energien herauszufordern. Im Streit mit einem Birkentyp hat man keine Chance, sofern man nicht selbst diese Energie auch mobilisieren kann.

Er ist vielseitig interessiert, kontaktfreudig und gleichzeitig in sich selbst verankert. Er lebt in Partnerschaft und Einheit mit der eigenen Persönlichkeit, und er ist sich bewußt, daß er im Außen nichts anderes findet, als auch in ihm selbst enthalten ist. In ihm herrscht ein Gleichgewicht zwischen allen Kräften (Waage).

Die Kernwirkung von Enertree-Birke/birch-wood

Die Kräfte und Schwingungen von Enertree birch-wood eignen sich für Menschen, die nicht allein sein können und die sich lieber selbst verraten, als mal zu versuchen, einen Weg allein zu gehen. Menschen, die sich selbst nicht sehen, die sich nicht ausstehen können und sich häßlich finden. Die Angst davor haben, ihre (negativen) Gefühle den anderen zuzumuten. Und Menschen, die es versäumt haben, herauszufinden, wer sie selber sind, weil sie von Anfang an nichts von sich gehalten haben. Folgende Aussagen oder Gefühlszustände zeigen an, daß Birkenenergie gebraucht wird:

- Eigentlich bin ich nur mit diesen Leuten zusammen, weil ich sonst allein wäre.
- Wer will denn schon mit mir sein, ich bin häßlich und langweilig.
- Ich sage fast immer ja, auch wenn ich nein meine.
- Wenn die Leute wüßten, was ich wirklich denke, könnten sie mich ablehnen, und das wäre nicht auszuhalten.
- Ich beneide manchmal andere Menschen, und ich bin eifersüchtig.

Wenn Sie das Birkenprinzip integrieren und mit der Birken-energie arbeiten wollen, können wir Ihnen folgende Übung empfehlen:

Machen Sie sich Lebensbereiche und Charakterseiten be-wußt, in denen Sie die Realität oder sich nicht annehmen können. Wo und wann unterdrücken Sie Teile Ihrer eige-nen Persönlichkeit oder persönliche Bedürfnisse, nur um Liebe und Akzeptanz zu erfahren? Wenn Sie das unange-nehme Gefühl der Unsicherheit oder Nichtakzeptanz wie-der spüren, ist Ihr Verhaltensmuster offen, und Sie können beginnen, es aufzulösen. Leiten Sie Birkenenergie in jeden Bereich Ihrer Ablehnung, und spüren Sie, wie die Muster sich langsam auflösen. Bestätigen Sie sich, daß alle Seiten des Lebens und Ihres Charakters gleichwertig und gleich wichtig sind und daß diese Akzeptanz aller Polaritäten Sie stark macht.

Sollten Sie bei der Übung Schwierigkeiten haben, bitten Sie die Birke um Hilfe, und falls Sie ein Enertree-Set besitzen, nehmen Sie das Birkenholz zur Unterstützung, und/oder bringen Sie die Enertree-Holzessenz in Ihre Aura.

Die Buche,
Enertree beech-wood

Buche und Mensch scheinen ein gespaltenes Verhältnis zu-einander zu haben. Die Buche (Rotbuche) würde ohne menschliches Eingreifen wohl die ganze nördliche Hemi-sphäre bewalten, und der Mensch mag sich in der heutigen Zeit mit Buchenholz nicht so recht anfreunden. Seit der Mensch schon vor Beginn unserer Zeitrechnung in die

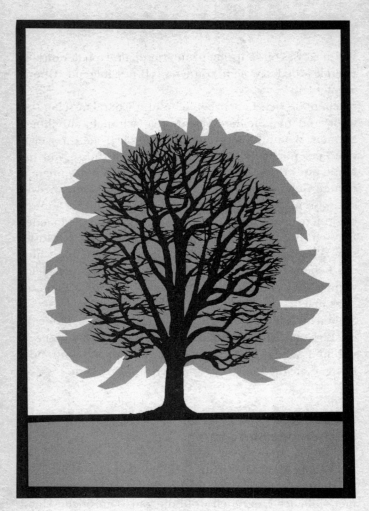

Abbildung 11: Die Buche

Vegetationsentwicklung eingegriffen hat, war die Buche in einer wohl unbewußten Konkurrenzsituation immer der Verlierer. Auch vorher mußte sie stets um ihr Überleben kämpfen. Während der Eiszeit war sie gezwungen, den Weg über die Alpen in den Süden zu finden, und vor zehntausend Jahren kehrte sie wieder in ihre Heimat zurück, um sich gegen die Eiche behaupten zu müssen. Erst die kühleren Perioden ermöglichten ihr eine Verbreitung in tieferen Lagen und die Chance, endgültig in Eichengebiete einzuziehen.

Heute ist die Buche mit rund zehn Arten in den gemäßigten Klimazonen Nordeuropas der vorherrschende Laubbaum und fast überall vertreten. Der elefantengraue Baum kann bis 40 Meter hoch werden und dominiert durch die breite, gewölbte Krone. Die hellgrünen, ovalen Blätter sind – den Wimpern vergleichbar – mit feinen Härchen besetzt. Die männlichen Blüten wachsen in hängenden oder stehenden Büscheln, die weiblichen formen vierlappige, stachlige Hüllen, die sich öffnen und die Nüßchen (Bucheckern) freigeben. Zur Erhaltung der Fruchtbarkeit ist die Buche unerläßlich, ihr Laub wirkt bodenverbessernd und ist ein ideales Keimbett für die meisten anderen Arten. Mit ihrem weitverzweigten Wurzelwerk lockert sie den Boden und »pumpt« aus den unteren Schichten Nährstoffe nach oben. Darum wird sie in Fachkreisen, vor allem auch in England, auch als »Mutter des Waldes« bezeichnet.

Die Buche blickt auf eine lange und große Tradition zurück. Wohl die wenigsten sind sich bewußt, daß die Bezeichnungen »Buchstabe« und »Buch« auf diesen Baum respektive sein Holz zurückgehen. Die alten keltischen Weisen ritzten ihre heiligen Orakelzeichen, die Runen, auf Buchenholzstäbe als normales Alphabet für schriftliche Mitteilungen und als mystisches Alphabet des Lebens für Weissagungen und Orakel. Die ersten Einbände von Büchern und längeren Schriftstücken bestanden aus zusammengesetzten und beritzten Buchenbrettchen. Im Mittelalter waren die Bucheckern eine beliebte Nahrung für Schweine, und Bauern trieben ihre Tiere in den Wald, die dann aber auch die jungen Triebe fraßen. Mit Buchenlaub wurden auch die ersten Matratzen gefüllt, auf denen man aufgrund des Duftes besonders ruhig geschlafen haben soll. Buchenholz wurde wegen seiner Heizkraft jahrhundertelang hauptsächlich als Energieholz, beispielsweise in den Glashütten und zur Herstellung von Holzkohle, verwendet. Mitte des letzten Jahrhunderts wurde die harte Buche zu Industrieholz und zu einem wichtigen Nutzholz für Bauschreiner, Zimmerleute und die Möbelindustrie. In letzter Zeit wird Buchenholz auch als Rohprodukt der chemischen Industrie (Zelluloseherstellung für Kunstfasern) eingesetzt.

In der Heilkunde war Buchentee aus Blättern und Rinde gegen Fieber, Verbrennungen und Erkältungen und Buchenasche als Pastenzusatz gegen Geschwüre und Wunden bekannt. Heute ist die Buche als offizielles Heilmittel nicht mehr in Gebrauch. In der Bachblütentherapie wird die Rotbuchenessenz dann eingesetzt, wenn ein Gefühl der Engstirnigkeit und Überkritik vorherrscht und Freude und Heiterkeit wieder zurückgebracht werden sollen.

Das folgende Prinzip der Buche unterscheidet sich von allen anderen Baumbotschaften dadurch, daß es nicht eine direkte Ansprache, sondern eine fast unpersönlich wirkende, distanzierte Beschreibung ist. So wie man teilweise in früheren Zeiten gesprochen hat. Wir standen vor der Entscheidung, den Originaltext zu belassen und eine sprachliche Disharmonie gegenüber den anderen Bäumen in Kauf zu nehmen oder den Originaltext umzuschreiben, aber dann wäre es kein Originaltext mehr. Wir haben uns entschieden, diese Eigenart der Buche zu akzeptieren. Zum einen sehen wir darin einen Ausdruck des Prinzips der Ewigkeit, zum anderen entsprechen wir so ihrem Wunsch, nicht greifbar und faßbar sein zu wollen.

Das Prinzip der Buche (Originaltext Baum)

Dasein im Raume. Die Buche stellt mich wieder in meinen eigenen Raum. Es ist, wie wenn ich durch die Buche in eine andere Dimension eintrete, wo mir mein Sein vor Augen geführt wird. Sie gibt mir den nötigen Abstand, meine Dinge zu betrachten. Ist wie ein guter Freund, der einen an der Hand nimmt und sagt: »Sei ruhig, und schau dir dein Tun einmal in Ruhe an. Nichts ist so eilig, daß es nicht in Ruhe getan werden könnte.« Sie nimmt die überflüssigen Gedanken weg und läßt den Menschen mehr aus dem ganzen Sein handeln. Sie sagt: »Fühle das Sein und die Welt! Des Daseins Rätsel kann man nicht mit Gedanken lösen.« Im Buchenwalde steht die Zeit still. In der Ewigkeit betrachte ich mein eigenes Tun. Sie holt mich heraus aus meiner kurzsichtigen Lebensperspektive, stellt mein Tun in Zusammenhang mit meinem ganzen Sein. Sie ist wie ein Buch, in dem Vergangenheit, Gegenwart und Zukunft zusammen sind. Alles ist gleichzeitig zwischen Leben und Tod, der Jüngling, der Erwachsene und der Greis. Sie stellt alle Erfahrungen nebeneinander und zeigt ihren Wert in bezug auf die eigene Unsterblichkeit. Sie lehrt, das Saturnprinzip zu lieben. In der Gegenwart des ewigen Seins verblaßt die Wichtigkeit des momentanen Tuns. Das jetzige Leben ist wie ein Tropfen im Ozean der Ewigkeit. Das gibt dem Streben eine andere Zielsetzung.
Als weiteres lehrt sie die Weisheit der Natur. Jedes Wesen trägt eine Botschaft. Wir Menschen sind nicht die intelligentesten Wesen der Schöpfung, nur die mit den weitesten Möglichkeiten, und wir nutzen sie nicht. Wir wollen alles ändern, was wir um uns herum nicht

verstehen und was uns Mühe macht. Wir kritisieren die Schöpfung. Die Buche zeigt, daß alles in der Schöpfung in Ordnung ist, und zwar so, wie es ist. Die Buche ist der Baum, der das Paradies wieder zeigt.

Interpretation aus der Praxisarbeit mit der Buche

Die Buche vermittelt das Gefühl der Ewigkeit, denn das Erleben von Zeit und Raum ist lediglich eine Illusion, die uns vortäuscht, daß Vergangenheit, Gegenwart und Zukunft in linearer Abfolge bestehen. In Wirklichkeit geschieht alles gleichzeitig. Es gibt nur ein allgegenwärtiges immerwährendes Jetzt, das die Vergangenheit und die Zukunft in sich trägt. Da der menschliche Verstand Schwierigkeiten hat, mit dieser Wahrheit umzugehen, unterstützt ihn die Buche. Sie stellt unser Leben in einen größeren Rahmen. Durch sie erkennen wir, daß das jetzige Leben nur ein winzig kleiner Ausschnitt unseres Seins darstellt, genauso wie das Egobewußtsein nur einen Bruchteil der Seele ausmacht. Die Buche verbindet uns wieder mit unserem ganzen Sein, was hilft, die Ziele und Prioritäten anders zu setzen. »Nicht mein Wille soll geschehen, sondern deiner!« Viele Menschen sehen darin irrtümlich, daß sie sich der Fremdbestimmung unterordnen müßten, weil sie nicht erkennen, daß der göttliche Wille nichts anderes als der Wille des eigenen Seins, der eigenen Seele ist, die den Plan und Zeitpunkt unseres Erdenlebens ausgewählt hat. Aus dieser Perspektive rückt Göttlichkeit aus einem diffusen, religiösen Zusammenhang ins Zentrum des eigenen Lebens, und innere Ruhe und Gelassenheit breiten sich aus, wie wir es auch in einem Buchenwald erfahren können. Wir gewinnen Abstand zu den Dingen und erfahren Geborgenheit, weil die

Buche uns mit der Allgegenwart Gottes, der eigenen Seele verbindet.

Menschen sind im allgemeinen so fleißig und geschäftig, daß leicht das Gefühl der Überforderung eintreten kann, ein Gefühl der Ohnmacht, daß man für nichts mehr Zeit hat. Vor allem in unserer heutigen Epoche der Beschleunigung der Schwingungsfrequenz. Der Wunsch, sich auszuruhen, über das Leben nachzudenken und sich auf die wichtigen Aspekte des Lebens einzustimmen, wird vom Tagesgeschäft, von Routinearbeiten und sich ständig vermehrenden unerledigten Angelegenheiten überdeckt. Was nicht in den Wochenplan paßt, wird in die Freizeit, Wochenenden und Ferien gestopft, und der Wunsch, endlich einmal etwas Zeit zu finden, um die ureigenen Bedürfnisse zu erfüllen oder einfach Spaß zu haben, wird immer größer. Es wäre fatal, am Ende des Lebens feststellen zu müssen, daß wir zwar im Eilzug durchs Leben gerast sind, uns selbst aber vergessen haben. In diesem Zusammenhang bekommt die Aussage der Bibel, wir sollen zuerst das Reich Gottes suchen und uns dann erst mit allem anderen beschäftigen, einen sehr pragmatischen Sinn. Es ist doch ein weiser und wohlwollender Ratschlag, die ureigenen Bedürfnisse (der Seele) nicht zu vergessen und alles andere als die Forderung eines herrschsüchtigen Gottes.

Die Buche hilft uns, Zeit zu sparen, und sie gibt uns Zeit, indem sie uns unterstützt, mit der Allgegenwart des Göttlichen verbunden zu bleiben. Wenn wir aus der Kraft unseres ganzen Seins schöpfen, ist alles plötzlich einfach und mühelos, und wir bleiben jederzeit auf dem für uns richtigen Weg. Dieses Bewußtsein und Vertrauen sorgt auch für Toleranz. Es ist nicht sinnvoll und notwendig, die Welt ständig zu kritisieren und zu verändern. Sie ist »in Ordnung«, so wie sie ist, und jedes Lebewesen, jedes Ding, hat seine bestimmte

Aufgabe und seinen Platz. Wir können höchstens, wenn uns etwas mißfällt, dies als Spiegel von eigenen und menschlichen Unzulänglichkeiten interpretieren und als Herausforderung an uns selbst betrachten, uns vorrangig selbst zu ändern.

Der Buchentyp

Der Buchentyp hat etwas von einem Heiligen. Einem Wesen, dessen Sein erlöst wirkt und das mit dem Göttlichen der eigenen Seele vereint und (dessen Schwingungsfrequenz) aufgestiegen ist. Er hat losgelassen, sich und allem weitgehend verziehen. Er ist rein geworden und hat die irdische Illusion durchdrungen und hinter sich gelassen. Er hängt an nichts, er versteift sich auf nichts, er ist – im übertragenen Sinne – auferstanden. In seiner Gegenwart fühlt man sich erfrischt und erhoben. Alles ist gut. Er hat die Kraft, die Seele zu reinigen und zu erlösen. Er gibt den nötigen Abstand, und in seiner Nähe ist es kaum möglich, zu klagen oder zu rechten. Alles bekommt einen übergeordneten Stellenwert. Der Buchentyp ist wie ein Tor zu anderen Wirklichkeiten, zu anderen Dimensionen. Da gibt es keine intellektuellen Spekulationen und kein hektisches Handeln, nur das allesdurchdringende ewige Sein, unendliche Liebe.
Die Begegnung mit einem Sterbenden, der sich von allem verabschiedet und gelöst hat, läßt uns einen Hauch dieser Atmosphäre erhaschen. Während die Uhr für die Hinterbliebenen unbarmherzig weitertickt und man sich fragt, wann der physische Tod eintritt, scheint die Zeit plötzlich stillzustehen. Manchmal bleiben die Uhren auch physisch stehen, während sich das Tor zur anderen Dimension, die wir Jenseits nennen, still und unsichtbar öffnet. Weg ist plötz-

lich der gestorbene Mensch, hingegangen in andere Gefilde, einfach durch Zeit und Raum geschlüpft. Das Leben und Wirken eines Buchentyps zeugt immer von der Wirklichkeit des Seins. So ist er uns ein lebendiges Beispiel für das Leben in Ewigkeit, für unser eigenes ewiges Dasein.

Die Kernwirkung von Enertree-Buche/beech-wood

Die Kräfte und Schwingungen von Enertree beech-wood eignen sich für Menschen, die vor lauter Taten ihr Lebensziel aus den Augen verloren haben. Für solche, die zu viele Gedanken im Kopf haben und glauben, alles sei mental zu lösen (Dominanz des Mentalkörpers: Bereits der Gedanke, daß es in der Außenwelt irgendwo ein Problem gibt, das ich lösen muß, ist Projektion). Menschen, die Sein und Denken trennen. Folgende Aussagen oder Gefühlszustände zeigen an, daß Buchenenergie gebraucht wird:

– Seht nur, was ich alles geleistet habe, und jetzt nehme ich noch ein weiteres Projekt in Angriff.
– Ich werde mir ein Denkmal setzen.
– Ich bin so beschäftigt, daß ich keine Zeit für mich habe.
– Wenn ich die Arbeit nicht tue, bleibt sie liegen!
– Das muß man unbedingt ändern, so geht es einfach nicht mehr weiter.

Übungen mit der Buche bzw. der Buchenenergie

Wenn Sie das Buchenprinzip integrieren und mit der Buchenenergie arbeiten wollen, können wir Ihnen die folgende Übung empfehlen:

Schaffen Sie sich einen zeitlichen Raum (vielleicht zehn Minuten pro Tag zu einer bestimmten Tageszeit), und lassen Sie während dieser Zeit alles los. Verbinden Sie sich mit der Buchenenergie, und lassen Sie sich an die Allgegenwart des Höchsten erinnern. Gehen Sie in sich, drehen Sie alle Störgeräusche (auch den Lärm in Ihrem Kopf) zurück, und werden Sie still. Machen Sie diese Zeit des Schweigens zu einem Brennpunkt in Ihrem täglichen Leben.

Variante: Betrachten Sie Ihre Aktivitäten, verbinden Sie sich mit der Buchenenergie, und überlegen Sie sich, was in Ihrem Leben wirklich wichtig ist. Wiederholen Sie diese Übung täglich und so lange, bis Sie eine Veränderung in Ihrem Leben feststellen.

Sollten Sie bei der Übung Schwierigkeiten haben, bitten Sie die Buche um Hilfe, und falls Sie das Enertree-Set besitzen, nehmen Sie das Buchenholz zur Unterstützung, und/oder bringen Sie die Enertree-Holzessenz in Ihre Aura.

Die Esche,
Enertree ash-wood

Baumblätter waren in der bäuerlichen Selbstversorgungsökonomie schon immer als Tierfutter, Notnahrung und Heilmittel von größter Wichtigkeit. Zur Futtergewinnung wurden die jungen Zweige vom Stamm geschnitten (gegertelt) oder gebrochen. Der botanische Name der Esche, *Fraxinus*, kommt vom lateinischen Wort für »brechen« und zeigt klar die Zweckmäßigkeit, mit der Esche in Verbindung gebracht wird. Jahrhunderte war der Wald in Europa der Energiegewinnung vorbehalten, und in den tiefen Lagen wurde Weizen angebaut, der aufgrund von Düngermangel nur jämmerliche Flächenerträge abwarf. Mehr Dünger

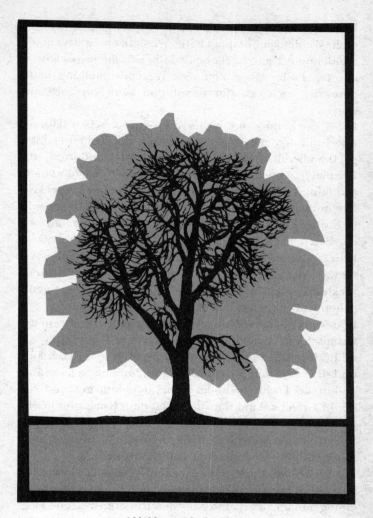

Abbildung 12: Die Esche

hätte eine größere Viehhaltung bedeutet, was wiederum mehr Weidefläche bedingt hätte. Weidefläche, die nicht vorhanden war. Diese Lücke schloß die Laubheuwirtschaft, in der die Esche lange Zeit eine tragende Stellung hatte, bevor sie nach der Agrarrevolution zum Nutzholzbaum wurde.

Die Esche gehört zu den höchsten europäischen Bäumen und ist in den gemäßigten Zonen der nördlichen Halbkugel fast überall verbreitet. An bevorzugten Standorten, zum Beispiel feuchten Auenwäldern, kann die Esche in weniger als hundert Jahren gegen 40 Meter hoch werden. Dieser kräftige und eindrucksvolle Baum hat eine offene, abgerundete Krone. Die Blätter sind gestielt mit sieben bis fünfzehn einzelnen, leicht gezähnten Fiederblättchen. Es gibt männliche, weibliche und gemischtgeschlechtliche Bäume. Aus schwarzen, samtigen Knospen erscheinen vor der Blattentwicklung violette Blütenbüschel, aus denen sich die geflügelten Nüßchen entwickeln.

In der nordischen Mythologie war die Esche Yggdrasil der kosmische Weltenbaum und Odin, dem Göttervater, geweiht. Ihre Wurzeln verbanden die Götter, das Riesenland und die Unterwelt. Eine andere germanische Sage erzählt, daß aus der Esche (nicht der Eiche) der Mann geboren wurde. In Griechenland war die Esche dem Kriegsgott gewidmet, und aus Eschenholz wurden Waffen gefertigt. Bei den Kelten galt sie als Symbol für die Macht des Wassers, oft auch als Symbol für Fruchtbarkeit und Fortpflanzung.

Die Esche liefert ein vielseitiges und wertvolles Holz. Es ist fest, federt hervorragend und übersteht höchste Beanspruchung, ein ideales Bauholz für den früheren Wagen-, Flugzeug- und Fahrzeugbau. Es ist auch gutes Brennholz, wird aber nur selten dafür verwendet, weil es zu hochwertig ist. Heute wird es für Sportgeräte, Skier und Werkzeugstiele benutzt, und dank der schönen und feinen Maserung hat Eschenholz einen festen Platz in der Möbelindustrie und wird sowohl als Furnier wie auch als noch erschwingliches Massivholz eingesetzt.

Schon die Griechen der Antike kannten die Esche als harntreibend und ideales Abführmittel, das aus der Rinde gekocht und als Tee getrunken wurde. Der Tee soll auch fiebersenkend, steinlösend und blutreinigend sein. Der Saft der Esche galt als heilsam bei Brandwunden, Krebs und Schlangenbissen. Interessant ist der englische Name *ash-tree*, übersetzt Aschenbaum, der das Grundprinzip der Esche – die Transformation von Materie in Licht – in sich trägt.

Das Prinzip der Esche (Originaltext Baum)

Wir transformieren Materie in Licht, wir sind Strahlung und Ausstrahlung. Wir sind ein Teil von allem, was du bist. Wir sind das ausstrahlende Sein, lichtgewordene Materie und Alchemie der Schöpfung. Wir sind die Veredelung von allem. Wir sind so strahlend, so heiß, daß in unserem Wesen alles verbrannt wird, was nicht rein ist. Wir sind das Prinzip der ausstrahlenden Liebe und bergen das Geheimnis der Sonnenenergie. Wir geben, und alles kommt zu uns zurück. Darum sind wir auch die Fülle, und das einzige Geheimnis der Fülle ist Geben. Wir verstrahlen unser Sein, wir sind der Reichtum. Helios ist in uns. Wenn der Tag kommt, wo alle Bäume die Erde verlassen werden, werden wir als letzte gehen.

Interpretation aus der Praxisarbeit mit der Esche

Viele Menschen haben das Gefühl, daß sie dauernd für andere da sind und geben, aber es kommt nichts oder viel zuwenig zurück. Irgendwie läßt sich das nicht mit dem Gesetz von Ursache und Wirkung und dem Ausspruch »Je mehr man gibt, desto mehr kommt zurück« vereinbaren. Aber irgend etwas kann doch bei der Energieabgabe nicht stimmen, wenn die Naturgesetze und Erfahrungen ein anderes Bild zeigen.

Um dieses Thema zu klären, ist die Esche der ideale Baum, und die Eschenenergie hilft, den Knoten zu lösen. Sie zeigt uns, daß wir immer nur soviel zurückerhalten, wie wir glauben, gegeben zu haben. Zwischen dem, was wir tatsächlich geben, und dem, was wir glauben zu geben, kann ein großer Unterschied mit enormer Auswirkung sein. Das, was auf uns zurückkommt, ist immer das Resultat dessen, was wir *glauben*, daß es dem Gegenwert unseres Gebens entspricht. Das Selbstwertgefühl ist also entscheidend dafür, wieviel Energie zurückfließen kann. Wenn wir unsere Leistung unzureichend einschätzen und zuwenig von dem halten, was wir geben, kann auch nur wenig zurückkommen. Und dieses wenige interpretieren wir wiederum als unzureichend. Die Welt ist immer das Spiegelbild davon, wie wir mit uns selbst umgehen.

Es gibt Menschen, die, scheinbar ohne viel zu tun, ein Vielfaches ihres Einsatzes zurückerhalten, etwa berühmte Sänger, Schauspieler oder Sportler. Solche Menschen haben eines gemeinsam: Sie sind im Innersten von sich selbst und ihrer Leistung überzeugt, davon, daß sie viel wert sind. Das ist einer der Gründe, warum sie so hohe Gagen, Zuneigung und Bewunderung der Massen erhalten – manchmal nur dafür, daß sie einige Worte anbringen oder ihr Äußeres zur Schau stellen. Der Gedanke liegt nahe, daß solche Leute eben glücksverwöhnt und privilegiert sind, aber Glück und Zufälle sind immer die Antwort auf die eigene Lebensausstrahlung. Würden wir diese Leute näher kennenlernen, könnten wir erkennen, daß sie innerlich fest davon überzeugt sind, viel geben zu können (wenn auch nur in einer bestimmten Rolle). Diese Überzeugung führt dazu, daß sich das Bewußtsein aus dem Massenbewußtsein löst und einen besonderen Stellenwert mit eigenen hohen Wertmaßstäben konstruiert. Und dieses hohe Selbstbewußtsein – losgelöst von der Masse – zieht wiederum hohe Energien, auch in Form von Geld oder Anerkennung an. Oft ist es das, was Menschen als Charisma bezeichnen und empfinden.

Die Esche hilft, bewußtseinsmäßig aus der Masse zu treten, den eigenen Stellenwert (die Schwingung in diesem Bereich) anzuheben und den Prozeß des Gebens von Bedingungen und Berechnungen zu befreien. Wahre Größe und bedingungslose Liebe ist doch, auch dann geben zu können, wenn scheinbar nichts zurückkommt.

Wenn Menschen nur mit der Erwartung geben, etwas dafür zurückzuerhalten, lösen sie sich von der großen Quelle und versuchen, in zwischenmenschlichen Spielen Energien von anderen zu erhaschen. Nicht das Geben steht im Vordergrund, sondern das Nehmen. Dies macht auch Beziehungen problematisch und instabil, weil das eigene Gefühl von der Zuneigung des Partners abhängt. Dies führt fast immer zu Enttäuschungen, weil Erwartung eine bedingte Energie ist, die den Naturgesetzen meist zuwenig Zeit und Spielraum läßt, sich zu materialisieren.

Die Esche lehrt uns zu geben, ganz egal, was zurückkommt. Zu geben, ohne zu werten, weil wir und das Universum Fülle sind und Geben das Erhalten bereits in sich trägt. Es geht darum, Selbstverantwortung zu entwickeln und zu begreifen, daß wir selbst der Schöpfer unseres eigenen Lebens sind. Es macht keinen Sinn, anderen die Verantwortung oder gar Schuld für das eigene Leben in die Schuhe schie-

ben zu wollen. Und die Entwicklung von der fremdbestimmten Haltung zur Eigenverantwortlichkeit ist die trans-
formierende Kraft der Esche.

Der Eschentyp

Der Eschentyp ist ein geborener Führer, eine Persönlichkeit
mit Charisma, der das Wohlergehen aller im Sinne hat. Wie
eine Sonne, die das Zentrum für die Gestirne ist. Er ist offen und nimmt alles um sich herum auf. Er lebt aus der Fülle, ist sich seines Reichtums bewußt und spendet seiner Umgebung im Überfluß. Deshalb kommt alles wieder mehrfach
zu ihm zurück. Er ist wie das Herz allen Seins. Wenn ein Wesen leidet, leidet er mit ihm. Er identifiziert sich mit seiner
Rolle und übernimmt Verantwortung – wie ein Kapitän, der
das Schiff in Seenot als letzter verläßt. Sein Herrschen ist
wahrhaftes Dienen, darum zieht er Menschen um sich herum auf fast magische Weise an.

Die Kernwirkung von Enertree-Esche/ash-wood

Die Kräfte und Schwingungen von Enertree ash-wood eignen sich für Menschen, die verunsichert oder sich nicht
bewußt sind, daß sie ihre eigene Sonne und das Zentrum
allen Geschehens sind, niemanden brauchen, fähig sind,
allein für sich selbst zu sorgen und die Verantwortung für
alles in ihrem Leben übernehmen können. Für Menschen,
die dabei sind, ihre letzten Muster abzuwerfen, die sie daran gehindert haben, selbst der Mittelpunkt in ihrem Leben
zu sein. Folgende Aussagen oder Gefühlszustände zeigen an,
daß Eschenenergie gebraucht wird:

- Wird eigentlich das, was ich den anderen alles gebe, auch mir selbst einmal etwas bringen?
- Ich muß aufpassen, daß ich nicht zuviel gebe, sonst werde ich ausgelaugt.
- Ich weiß zwar, daß ich für mich selbst verantwortlich bin, aber was tue ich, wenn dennoch alles schiefläuft?
- Ich bin auch nur ein Mensch, auch ich habe meine Fehler.

Übungen mit der Esche bzw. der Eschenenergie

Wenn Sie das Eschenprinzip integrieren und mit der Eschenenergie arbeiten wollen, können wir Ihnen die folgende Übung empfehlen:

Führen Sie sich Lebensbereiche und Situationen vor Augen, in denen Sie viel gegeben, aber nur wenig zurückerhalten haben und enttäuscht waren. Wenn Sie das unangenehme Gefühl der Unzulänglichkeit wieder spüren, ist Ihr Verhaltensmuster offen, und Sie können beginnen, Eschenenergie in jeden Bereich Ihrer Persönlichkeit zu leiten und sich bewußt zu machen, daß in Ihrem Innern eine Sonne glüht, deren Strahlen sich überall nach außen ausbreiten und das Umfeld erwärmen. Spüren Sie, wie Sie sich aus der Masse lösen, langsam zum Zentrum werden und alle mit Freude ihre Ausstrahlung wahrnehmen.

Sollten sie bei der Übung Schwierigkeiten haben, bitten Sie die Esche um Hilfe, und falls Sie ein Enertree-Set besitzen, nehmen Sie das Eschenholz zur Unterstützung, und/oder bringen Sie die Enertree-Holzessenz in Ihre Aura.

Die Eiche,
Enertree oak-wood

Die Eiche ist für viele Menschen – und das schon seit Jahrhunderten – der Inbegriff des Baumes überhaupt. Das liegt sicher auch an den Eicheln, die lange Zeit Hauptgrundlage der Schweinemast waren. Bis ins 19. Jahrhundert wurde der Wert eines Eichenwaldes nicht nach dem möglichen Holzertrag, sondern dem Eichelerlös ermittelt. Die Feudalherren verboten teilweise sogar die Eichennutzung, um in ihren Wäldern das Jagdwild zu erhalten. Aber auch das harte und dauerhafte Holz, das unter Wasser unbegrenzt haltbar ist, hatte immer einen besonderen Stellenwert. Die Eichen standen unter dem Schutz der Obrigkeiten, und die Bäume durften nur gefällt werden, wenn ein konkreter Bedarf nachgewiesen werden konnte. Das Wettrüsten auf dem Meer dezimierte in England und Frankreich die Eichenwälder so stark, daß ausgedehnte Aufforstungen nötig wurden. Die Eichenrinde wurde bis in unser Jahrhundert von den Gerbereien verwendet, um wasserdichtes Leder herzustellen.

Die Eiche ist ein Fruchtbaum, der in ganz Europa anzutreffen ist. Sie hat lange Pfahlwurzeln, wächst oft auf der Kreuzung von Wasseradern und wird häufiger als andere Bäume vom Blitz getroffen. Da sie vor allem in der Jugend viel Licht braucht, steht sie häufig mit mächtiger Krone alleine auf einer Anhöhe oder in kleinen Gruppen. Im Gegensatz zu früher sind reine Eichenwälder eher selten. Die Eiche kann unter idealen Bedingungen – gut durchlässiger, humusreicher Boden und Licht – bis 40 Meter hoch und gegen tausend Jahre alt werden. Sie wächst ganz langsam, dafür aber gleichmäßig und stetig. Der Stamm ist mit viereckigen, dunklen Borkenschuppen umgeben und zeigt meist tiefe Risse. Die Blätter haben eine ovale, nach innen gebuchtete

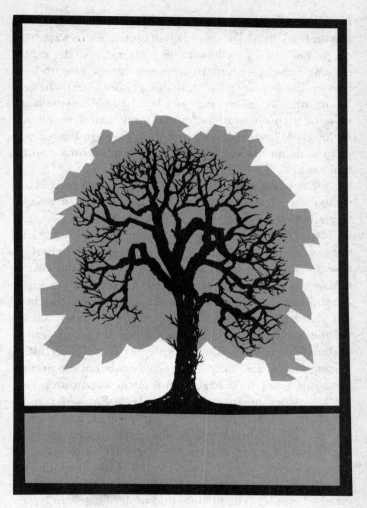

Abbildung 13: Die Eiche

Form. Normalerweise blüht die Eiche erst ab einem Alter von fünfzig Jahren. Die männlichen Blüten bilden Kätzchen, die weiblichen sind gelblich und hängend, und die Früchte – die Eicheln – erinnern an murmelgroße Eier im Eierbecher. Die sogenannten Mastjahre gehören bei Eiche und Buche zur Überlebensstrategie: Die Bäume bilden zu gewissen Zeiten überdurchschnittlich viel Samen, wesentlich mehr, als Mäuse, Wildschweine und Vögel zu fressen vermögen, damit die Verjüngung und Fortpflanzung stattfinden kann.

Die Eiche blickt auf eine imposante geschichtliche und mythologische Tradition zurück. Fast überall galt sie als göttergeweihter Baum und als Symbol des Mannes, der Kraft und Ausdauer. Nach der griechischen Sage soll die Eiche der erste Baum und auch Geburtsquelle der Menschen gewesen sein. Sie hörten auch aus dem Rauschen der Blätter den Göttervater sprechen. Die Kelten sprachen der Eiche die Kraft zu, sie selbst zu sein und aus sich selbst zu schöpfen, und leiteten aus dem keltischen Namen *duir* das Wort Druide ab. Die Germanen hielten unter der Eiche Gericht und stellten in die gespaltenen Stämme Götterbilder. Im Gegenzug fällten die christlichen Glaubensboten die uralten Kultbäume, um die heidnischen Bräuche auszurotten.

Im Mittelalter noch waren große Teile Europas von Eichenhainen überwachsen, die nicht dicht geschlossen, sondern als offener Weidewald standen. »Achram« oder »Acherum« war der allgemeine Ausdruck für den Eichelertrag, das Nutzungsrecht und Ort der Schweineweide. Mit der aus Südamerika importierten Kartoffel verlor die Eiche ihre Stellung als Fruchtbaum, und in der Folge von leeren Gemeindekassen und des fortschreitenden Eisenbahnbaus verschwanden viele der weiten Eichenbestände. Interessant ist, daß sich der Mensch immer wieder in Notzeiten an die

Eiche erinnert und ihren Reichtum (Holz, Eicheln als Kaffee-Ersatz) genutzt hat.

Eichenholz ist Hartholz und gilt zusammen mit dem der Lärche unter den europäischen Hölzern als das widerstandsfähigste und dauerhafteste. Es ist kostbar und in der Verarbeitung aufwendig. Aufgeschnittene Eichen müssen mehrere Jahre im Freien zwischengelagert und nachher geschützt werden. So ist es nicht einfach, enggemasertes und gutgelagertes Eichenholz zu finden, das überhaupt noch erschwinglich ist.

In der Heilkunde sprach man der Eiche – wohl auch wegen ihres praktischen Wertes – eine breite und starke Wirkung zu. Schon eine Eiche zu umschreiten galt als erste Stufe der Genesung. Eichenrinde, -blätter und -früchte sollen zusammenziehend, entzündungshemmend und stopfend sein. Sie können Blut stillen und Keime abtöten. In der Bachblütentherapie wird die Stieleichenessenz (Oak) empfohlen, wenn Verbissenheit und chronische Müdigkeit vorliegen und ein innerer Druck abgebaut werden soll.

Das Prinzip der Eiche (Originaltext Baum)

Wir sind die Bäume der plötzlichen Eingebung und Intuition. Das Licht fährt in uns wie der Blitz, das ist unser Glück. Wir wissen nicht, wann er kommt, aber daß er kommt, sind wir sicher. Das Feuer des Geistes, der Idee hat uns nie verlassen. Wir sind die Bewahrer des göttlichen Gesetzes. Wir wachsen von Eingebung zu Eingebung, von Entscheidung zu Entscheidung. Wir verkörpern den freien Willen im Einklang mit Gott. Wir haben die Ewigkeit im Sinn. Alles, was beständig sein soll, will reifen, braucht Zeit. Wir haben Zeit, viel Zeit. Wenn wir zwei Möglichkeiten haben, wählen wir die schwierigere. Wir sind deshalb die Kraft geworden. Wir sind der Fels unter den Bäumen. Unsere Entscheidungen sind göttliche Weisheit, sind Gesetz und Gerechtigkeit. Menschen haben uns deshalb ausgewählt, um unter unseren Zweigen Gericht zu halten und so die gerechte Entscheidung zu treffen. Auch der König wird mit unseren Blättern geschmückt, damit er weise regieren und handeln kann.

Interpretation aus der Praxisarbeit mit der Eiche

Die Eiche lehrt die Hintergründe des Schicksals und die Freiheit der Entscheidung. Wann immer Ereignisse auftreten, die ungerecht erscheinen oder völlig unverständlich sind, wenn Mißgeschicke aus heiterem Himmel passieren, die scheinbar in keinem Zusammenhang mit dem eigenen Handeln stehen, kann die Eiche den Zugang vermitteln und lehren, daß es wirklich eine absolute Gerechtigkeit gibt. Wie es im Evangelium klar geschrieben steht, ist jedes Haar auf dem Kopf gezählt. Es geschieht nichts, was ungerecht sein könnte, denn das Gesetz von Ursache und Wirkung waltet über und in jedem Lebewesen. Die Eiche ist darum auch der Baum, der den Weg des Menschen durch die Materie am besten symbolisiert und die Hintergründe erklären kann.

Göttliche Weisheit und Liebe ist für die Eiche eine absolute Realität. Alles, was geschieht, ist Liebe, Weisheit und Gerechtigkeit, und deshalb ist es unmöglich, daß etwas Schlechtes oder Unannehmbares geschehen kann. Erfahrungen sind nur deshalb schlecht, weil der Verstand sie dazu macht, sie zurückweist und ihnen dadurch weitere Manifestationen ermöglicht. Die eigene Erwartungshaltung beeinflußt das Leben und das tägliche Geschehen tiefgreifender, als gemeinhin angenommen wird. In unserer dreidimensionalen Welt ist alles polar, damit wir die Synthese und vollständige Integration von Gegensätzen lernen können. Alles muß uns gleichgültig im Sinne von gleichwertig sein. Jedes Gute hat sein Schlechtes. Armut und Reichtum, Freude und Leid sind jeweils zwei Seiten derselben Medaille, die als bewußtes oder unbewußtes Wertepaar genutzt werden. Ein Erlebnis, das wir als negativ, schlecht oder schwierig betrachten, wird negativ, weil wir es dazu machen. Und wenn wir uns dagegen wehren, werden wir zwangsläufig genau diese Situation wieder anziehen. Die positive Überzeugung, daß es nur Nützliches gibt und wir dadurch jede Situation akzeptieren lernen, führt dazu, daß wir in Zukunft auch die positive Seite der Mißgeschicke erkennen. Darin liegt ein großes Geheimnis. Wir leben in dieser materiellen Welt, um das Leben in allen Schattierungen erfahren zu können, die Auswirkungen aller Entscheidungen kennenzulernen und die große Illusion des Lebens zu durchdringen. Alles Negative hat sich der Mensch (natürlich meistens nicht bewußt) selbst erschaffen, denn dem Menschen wurde der freie Wille zugestanden, und das Universum funktioniert auf der Grundlage, daß sich die Gedanken und Gefühle manifestieren und zu dem werden, was wir als Realität empfinden. Wie bestellt, so geliefert, und in einem erstklassigen Restaurant – und das Leben ist wirklich »erstklassig« – werden kommentarlos auch die merkwürdigsten Wünsche erfüllt...

Es ist wirklich nicht ganz einfach, die Zusammenhänge des eigenen Schicksals zu verstehen. Um wieviel schwieriger mag es wohl dann sein, die Schicksale fremder Menschen nachvollziehen zu können, mit denen wir täglich in den sensationsorientierten Massenmedien überreizt werden. Da sie – aus dem Zusammenhang gerissen und meist überzeichnet dargestellt – fast immer unbegreiflich sind, kommt man leicht zum Schluß, daß die Welt voll von Ungerechtigkeiten ist. Es ist wahr und eine Tatsache, daß es Menschen gibt, die die Macht an sich reißen und von den Grundgesetzen des Lebens ablenken wollen, also sich die Nichtwissenheit anderer Menschen zunutze machen. Aber die universalen Gesetze gelten für alle, und jeder kann lernen, sie für ein konstruktives und erfülltes Leben zu nutzen. Wenn wir uns abkapseln und isolieren, unterdrücken wir eine Polarität und ziehen sie deswegen auf fast magische Weise immer wieder an. Das Unbewußte hat Zugang zum kollektiven Wissen und bedient sich mit allem, um uns die wichtigen Themen des Lebens so lange bewußtzumachen, bis wir die Lektion gelernt haben.

Natürlich geschehen täglich Dinge, die von außen betrachtet furchtbar und unverständlich erscheinen. Sie sind aber *nie* Zufall oder eine Ungerechtigkeit des Lebens, weil sie im großen Zusammenhang *immer* einen Seelenbezug haben. Das soll keineswegs heißen, daß wir schlechte Taten gutheißen oder rechtfertigen wollen und die Opfer kein Mitgefühl verdient haben. Auf der großen Bühne des Lebens werden alle Arten des Theaters aufgeführt – von der Tragödie bis zum Bauernschwank –, und das ist in Ordnung so. Vielmehr geht es darum, zu spüren, was die Theaterstücke uns sagen wollen und wann sie uns direkt etwas angehen. Denn wenn uns in einem solchen Stück eine Rolle zugeteilt ist (weil wir uns dafür beworben und die Rolle erhalten haben), sollten wir auch unseren Vertrag erfüllen und den Einsatz nicht verpassen. Insofern kann niemand etwas anderes erleben als das, was zu seinem Schicksal gehört, und das wird immer das Beste sein, was ihm passieren kann – auch wenn es oft nicht so scheint.

Eltern würden aus einem Gefühl der Fürsorge ihren Kindern oft am liebsten schwierige Erfahrungen ersparen. Sie geben ihnen Ratschläge und Anweisungen, wollen sie beschützen und von allem Schlechten fernhalten. Meist müssen sie aber frustriert erfahren, daß sie ihnen weder etwas abnehmen können noch die Kinder diese Unterstützung im Innersten annehmen und sich dankbar zeigen. Erfahrungen sind nur dann echte Erfahrungen, wenn sie durchlebt und durchlitten sind. Menschen müssen – um auf der Seelenebene wachsen zu können – ihre Erfahrungen im Rahmen des Lebensplans selbst machen, und je härter das Training, um so nachhaltiger ist die Wirkung – auch wenn es vermeintlich schmerzt. Schmerzen sind ja lediglich eine Ausdrucksform des eigenen Widerstands oder des Abbaus von Blockaden.

Viele Menschen fürchten sich auch generell davor, Fehler zu machen, als Folge das Gesicht zu verlieren und unter den Konsequenzen leiden zu müssen. Auch das ist eine rein polare Einstellung, die auf die Betonung der Perfektion in der Erziehung zurückzuführen ist. Die Angst, etwas falsch zu machen oder falsche Entscheidungen zu treffen, verlangsamt den Prozeß des Lebens und die Kreativität ungemein. Nichts falsch zu machen bedeutet völlige Inaktivität, und keine Entscheidung zu treffen heißt, den Prozeß des Lebens und die eigene Intuition abzulehnen. Das eigene Leben auf die Ratschläge und die Verantwortung anderer abzustellen ist auch kein sonderlich angenehmer Ausweg, weil es im Endeffekt den größten Kompromiß gegen die eigene Persönlichkeit bedeutet, nämlich andere durch sich hindurch leben zu lassen. Es ist ja keineswegs so, daß sich die eigenen Aufgaben durch andere lösen lassen. Es scheint nur so. Eine Situation wird so lange immer wieder hartnäckig auftauchen, bis das entsprechende Verhaltensmuster verstanden und aufgelöst ist. Wovor wir uns heute erfolgreich drücken, wird morgen oder in einem anderen Leben wieder völlig überraschend auftauchen. In diesem Zusammenhang ist der polare

Anspruch von Perfektion nicht nur hinderlich, sondern absolut kontraproduktiv, weil die Entwicklungsspirale des Lebens abgebremst wird.

Es gehört nur am Anfang etwas Mut dazu, seinen eigenen Entwicklungsstand zu akzeptieren und sich all die liebenswerten Unzulänglichkeiten einzugestehen, die man vorher als Fehler und Fehlerursachen verdrängt hat. Ein Leben voller selbstgemachter Fehler ist viel konstruktiver und erfüllender als ein »perfektes« Leben auf der Basis von Fremdbestimmung. Das Leben verlangt fortwährend Entscheidungen von uns, und es ist untergeordnet, ob sie polar betrachtet richtig oder falsch sind, wichtig ist, sich den Entscheidungen zu stellen und mit ihnen zu wachsen. Die Eiche lehrt uns, daß es völlig in Ordnung ist, Fehler zu machen. Das Leben hängt nie von einer einzigen richtigen Entscheidung ab. Wir sind hier auf dieser polaren Erde, um Fehler machen und ausleben zu können. Dazu gehört natürlich auch der Fehler, nicht zu entscheiden, die Perfektion anzustreben und Abweichungen abzulehnen. Wenn Sie aber unter diesen Gefühlen leiden und in Ihrer persönlichen Entwicklung nicht weiterkommen, sollten Sie auf die Energie der Eiche vertrauen.

Durch die Eiche lernen wir, das eigene Schicksal anzunehmen und die Liebe zu erkennen, die hinter allem steht. Wir lernen auch, mutig und dankbar einen Lernschritt nach dem anderen zu tun, immer mit dem Wissen, daß hinter jeder Schwierigkeit auch eine Chance steckt. Die Eiche unterstützt als weiterer Aspekt auch die Harmonie und Synergie von Geist und Körper: Jeder kennt das Sprichwort und Gefühl des willigen Geistes und des schwachen Fleisches, also das Ungleichgewicht zwischen mentaler und physischer Ebene. Die Eiche gleicht die mentale Dominanz aus und läßt die Bedürfnisse des Körpers zu Worte kommen.

Wir haben in dieser Inkarnation nur einen Körper und sind auch gleichzeitig dieser Körper. Wenn wir ihn unterdrücken und ihn ausschließen wollen, unterdrücken wir auch einen nicht unerheblichen Teil des Lebensgefühls und der eigenen Entwicklung. Ein geistiger Fortschritt auf Kosten der physischen Körperebene bedeutet nicht Fortschritt, sondern Ungleichgewicht. Wahre Weisheit umfaßt unser ganzes Sein. Unser physisches Sein ist im wahrsten Sinne des Wortes unser Nächster, den wir lieben sollen wie uns selbst.

Der Eichentyp

Der Eichentyp ist kreativ, heiter, zuversichtlich, ausdauernd und zäh. Er braucht eine verhältnismäßig lange Entwicklungszeit, während er lernt, sich mit seinem Schicksal anzufreunden, im Verhältnis zu seiner langen Lebensdauer ist dies aber unbedeutend. Er ist ein Spätzünder, aber was er erreicht, das hat Bestand. Das Leben hat ihn abgehärtet und gestählt. Sein Handeln ist wohlbedacht und geplant, und es ist ihm wichtig, seine Erfahrungen selber zu machen. Deshalb hat der Eichentyp immer eine Ausstrahlung von Weisheit und innerem Reichtum. Dadurch vermittelt er jedem ein Gefühl von Sicherheit und Geborgenheit.

Durch die Verbindung seines Instinktes für das physische Dasein mit seiner Intuition für die geistige Entwicklung schafft er die Transformation, welche das Licht und die Liebe in seinem Herzen entfacht. Verbunden mit dem universellen Willen und der universellen Weisheit, entwickelt sich in ihm die universelle Liebe. Der Eichentyp zeigt uns die Wandlung von der Raupe zum Schmetterling, vom Menschen des Willens und des Wissens, zur Essenz des Seins und zum Menschen des Herzens. Er ist darum der wahrhafte Repräsentant eines Richters, der ausrichtet, um aufzurichten. Es geht ihm nicht um Schuld und Sühne, sondern um Entwicklung und Wandlung. Er hat die Fähigkeit, uns mit unserem Schicksal zu versöhnen, und er kann uns zeigen, daß diese scheinbar harte Lehre nichts als eine Ausdrucksform von Liebe ist. Darum ist er ein Symbol des Lebensglücks. In jungen Jahren demonstriert er, daß man sich vor dem göttlichen Gesetz nicht zu fürchten braucht und nur durch eigene Erfahrung, auch wenn sie schmerzlich ist, zu Weisheit kommt. Mit zunehmender Reife zeigt er uns mehr und mehr, daß alles Leben verschiedene Formen von Liebe ist.

Die Kernwirkung von Enertree-Eiche/oak-wood

Die Kräfte und Schwingungen von Enertree oak-wood eignen sich für Menschen, die Mühe haben, ihr Schicksal im Zusammenhang mit ihrem Sein zu akzeptieren. Menschen, denen scheinbar Ungerechtes widerfahren ist und deren Kreativität blockiert ist, weil sie manche Impulse zurückstoßen, die von ihrem Intellekt nicht akzeptierbar scheinen. Folgende Aussagen oder Gefühlszustände zeigen an, daß Eichenenergie gebraucht wird:

– Das Leben hat mir übel mitgespielt. Ich bin ein Opfer, und es gibt keine Gerechtigkeit.
– Warum muß das immer mir passieren?
– Ich sehe keinen Zusammenhang zwischen dem, was ich tue, und dem, was mir widerfährt.
– Ich kann mein körperliches Leben einfach nicht mit meinem geistigen Ideal verbinden.

- Wo ist nur meine Kreativität geblieben?
- Ich weiß gar nicht, welche Entscheidungen ich treffen soll.

Übungen mit der Eiche bzw. der Eichenenergie

Wenn Sie das Eichenprinzip integrieren und mit der Eichenenergie arbeiten wollen, können wir Ihnen die folgende Übung empfehlen:

Suchen Sie nach Erlebnissen in Ihrem Leben, die Ihnen hart erscheinen oder die Sie nicht verstanden haben. Wenn Sie wieder ein Gefühl des Schmerzes, der Ohnmacht oder der Ratlosigkeit empfinden, ist das entsprechende Verhaltensmuster offengelegt. Leiten Sie nun mental, über das Holz oder die Essenz, Eichenenergie in sich hinein, werden Sie still, und lassen Sie sich über den Sinn und Zweck Ihres Erlebnisses aufklären. Seien Sie sich bewußt, daß Sie immer mit vielen anderen an einem Thema arbeiten, gerade am Thema des Verstehens. Visualisieren Sie die unterstützende Energie, die von anderen zu Ihnen kommt.

Variante: Machen Sie sich Situationen bewußt, in denen Sie Schwierigkeiten hatten, Entscheidungen zu fällen, oder in denen Sie mit Ihrer Entscheidung gezögert haben. Leiten Sie Eichenenergie in dieses Verhaltensmuster, und erleben Sie, was dann geschieht.

Sollten Sie bei der Übung Schwierigkeiten haben, bitten Sie die Eiche um Hilfe, und falls Sie ein Enertree-Set besitzen, nehmen Sie das Eichenholz zur Unterstützung, und/oder bringen Sie die Enertree-Holzessenz in Ihre Aura.

Die Kastanie,
Enertree chestnut-wood

Das Wort »Kastanie« ist abgeleitet von den griechischen Wörtern *kástanon* (= »Kastanienbaum«) und *kastáneia* (= »Kastanienfrucht«), die Griechen bezeichneten die Frucht auch als »Eichel des Zeus« oder »kastanische Nuß«, die Araber als »Fürst der Eicheln«, und damit ist auch die Herkunft dieses majestätischen Baumes belegt. Das ursprüngliche Verbreitungsgebiet umfaßte den größten Teil des Mittelmeerraumes, das nördliche Kleinasien und die Kaukasusländer. Zuerst war die Kastanie ein Wildbaum, wurde dann veredelt und bekam eine große Bedeutung als Fruchtbaum. Pollendiagramme lassen den Schluß zu, daß der Baum mit großer Wahrscheinlichkeit von den Etruskern oder Römern in die Alpensüdgebiete als Kulturpflanze eingeführt wurde, dann verwilderte und wieder veredelt wurde. In Mitteleuropa ist die Kastanie im 8. Jahrhundert zum erstenmal erwähnt und gelangte im 17. Jahrhundert (auch als Modebaum) zur Hochkultur. Mit der landwirtschaftlichen Revolution und dem Eisenbahnbau sank die Bedeutung vom beliebten Fruchtbaum wieder zum herkömmlichen Holz- und Gerbstofflieferanten ab.

Die Roßkastanie als weitverbreiteter Garten- und Alleebaum ist im physischen Bereich von der Eß- oder Edelkastanie grundsätzlich zu unterscheiden, auch wenn aus unserer Sicht eine Unterscheidung auf der Seelenebene nicht notwendig ist. Während von der Kultursorte in Italien und Frankreich durch spezielle Pflege und Pfropfen mehrere hundert Sorten (teilweise Delikateßsorten) entstanden sind, werden Roßkastanien nur von den Tieren gefressen oder sind für den Menschen erst durch eine aufwendige Prozedur genießbar.

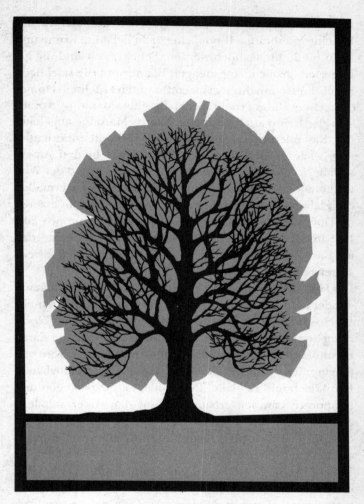

Abbildung 14: Die Kastanie

Der Kastanienbaum ist ein ausgesprochener Tiefwurzler, hat eine graubraune Rinde, eine dicht belaubte Krone und kann bis 30 Meter hoch werden. Sehr typisch sind die gefingerten, großen, langstieligen Blätter und die stachligen Fruchthüllen mit ihren glänzendbraunen Früchten. Homer bezeichnet diese Frucht in der Ilias als »Maraon«, woraus sich der heute auch geläufige Name »Marone« abgeleitet hat. Kastanien waren lange Zeit weit verbreitet und hatten eine wichtige Bedeutung als Volksspeise. In den Alpensüdtälern sind sie bis ins 20. Jahrhundert während der Wintermonate die Hauptnahrung der Bauern, gewissermaßen das Fleisch der Armen. Ein ausgewachsener Baum erzeugt im Durchschnitt 100 bis 200 Kilogramm Früchte pro Jahr (in Samenjahren etwas mehr), was zur Faustregel führte, daß ein Kastanienbaum für jedes Familienmitglied die Existenz sicherstellt.

Das Holz des Kastanienbaums ist von ähnlicher Qualität wie das der nahe verwandten Eiche, weist jedoch deutlich mehr Wuchsspannung auf und kommt auch nach langer Trocknungszeit kaum zur Ruhe. Das einfach zu spaltende Kastanienholz ist außerordentlich fäulnisresistent und wird seit Jahrhunderten für den Stallbau (Böden), den Schiffsbau in Frankreich und England, Rebpfähle, Leitungsstangen und temporäre Lawinenverbauungen, in den Alpensüdtälern auch für den Hausbau verwendet. Erst in jüngster Zeit findet es im Alpennordraum als Basis für innovative Holzprodukte neue Anwendungen.

In der Mythologie ist die Kastanie kaum erwähnt, außer daß es Glück bringen soll, wenn man eine Frucht in der Hosentasche trägt. Dafür ist das Heilvermögen der gerbstoffreichen Pflanzenteile äußert vielfältig. Die Früchte wirken durchfallhemmend, und im Sommer gesammelte Blätter sind getrocknet ein wirksames Mittel bei Bronchitis, Keuchhusten und Rheumatismus. In der Bachblütentherapie kommen gleich vier Essenzen der Kastanie zur Anwendung: die Knospen der Roßkastanie (Chestnut Bud), die Blütenessenz der Roßkastanie (White Chestnut), die rotblühende kleinere Form der Roßkastanie (Red Chestnut) und die Eßkastanie (Sweet Chestnut).

Das Prinzip der Kastanie (Originaltext Baum)

Wir stehen für Geselligkeit und Heiterkeit. Wir sind ein Quell der Freude für Menschen, die sich zu hohe Ziele gesteckt haben. Man kann nicht immer ein Ziel vor Augen haben. Wir halten nichts von Anstrengung und Mühe. Wir sind, was wir sind, und Gott hat uns so geschaffen. Haltet inne, ruht aus, und erholt euch von euren Anstrengungen. Gott hat auch einen Sonntag erschaffen. Wenn ihr die Schwelle zu uns überschreitet, wird es euch leicht ums Herz. Ihr werdet die Sorgen draußen lassen. Ihr seid euch selber wichtig. Durch unseren Einfluß werdet ihr fast allem etwas Schönes abgewinnen können. Spiritualität drückt sich auch durch Freude aus. Freude und Dankbarkeit an der Gegenwart. Wir denken nicht an morgen, nicht an gestern. Wir leben im Jetzt, weil es für uns nur das Jetzt gibt. Und in diesem Jetzt wollen wir fröhlich sein...

Interpretation aus der Praxisarbeit mit der Roßkastanie

Die Roßkastanie lehrt, fröhlich und heiter zu sein – und zwar um der Fröhlichkeit willen. Viele Menschen denken, sie bräuchten einen besonderen Grund, um fröhlich und glücklich zu sein, weil sie Ausgelassenheit als einen momentanen Zustand und als eine Wirkung auf einen positiven äußeren

Einfluß begreifen. Dabei ist doch das Leben selbst, die Natur und die Tatsache, daß wir gesund und lebendig sind, eigentlich Grund genug zur Freude. Gewiß gibt es immer wieder Situationen, die wir als Belastungen oder Rückschläge empfinden, weil wir nur die eine Seite des Schicksals erkennen. Wenn die Polarität der Situation auch polare Gefühle hervorruft, wird das Leben zur täglichen Achterbahnfahrt. Entscheidend ist das Grundgefühl. Wir sind heute durch die Massenmedien und Alltagshektik überwiegend negativ und destruktiv beeinflußt, und es ist nicht einfach, in einem solchen Umfeld eine stabile Grundzufriedenheit zu entwickeln. Oft ist eine handfeste Krise nötig, damit wir die wirklichen Werte des Lebens erkennen. Es ist aber relativ leicht und sofort realisierbar, Freude und Humor in den Alltag zu bringen und schwierige Situationen erträglicher zu machen. Alles im Leben hat zwei Seiten. Selbst die größten Probleme und Schicksalsschläge sind ein Geschenk für die Seelenentwicklung. Oft stehen sie aber im Gegensatz zu den eigenen Erwartungen und Hoffnungen, und der Verstand generiert ein negatives Gefühl.

Für die Roßkastanie gibt es nichts Schlechtes, weil das Leben, Gott oder die Schöpferkraft (wie man diese Grundenergie auch immer nennen mag) Freude und Heiterkeit ist. So kann sie allem, was auf sie zukommt, offen und spontan begegnen und auch alles annehmen. Sie hat eine grundsätzlich konstruktive Erwartungshaltung. Beim Menschen in unserer westlichen Zivilisation ist die Erwartungshaltung meistens ablehnend und mit negativen Elementen durchsetzt. Mißtrauen, Vorurteile und Vorbehalte sind feste Bestandteile unserer Entwicklung und Erfahrung geworden und der Spiegel des inneren Zustandes unserer Gesellschaft. Das brauchen wir aber nicht zu akzeptieren, weil es uns nicht weiterbringt. In dieser Hinsicht können wir uns an Menschen orientieren, die – selbst inmitten von Schwierigkeiten – abschalten und den Moment genießen können. Man braucht keinen Grund, um einfach lachen zu können und fröhlich zu sein. Und es ist auch kein Galgenhumor, denn wir bestimmen mit unseren Gedanken und Gefühlen die Realität. Lassen wir uns also nicht weiter von der negativen Grundstimmung der Medien beeinflussen, weil sie unser Leben verschlechtern.

Die Roßkastanie hilft uns, wann immer wir Lust haben, fröhlich und unbeschwert zu sein und dies nach außen zu zeigen. Für sie ist das Leben ein immerwährender Sonntag, und alles ist gut. Durch sie lernen wir, alles anzunehmen, was uns gegeben wird. Sie hat nicht das Gefühl, krampfhaft etwas geben zu müssen und weniger wert zu sein, wenn sie annimmt. Sie strengt sich in dieser Hinsicht überhaupt nicht an und läßt sich einfach treiben. Das Leben ist gedacht, um Spaß, Fröhlichkeit und Ausgelassenheit zu erleben. Und das lebt uns die Kastanie genau wie auch gewisse südländische Kulturen vor. Freude kann man nur dann erhalten, wenn man sich selbst auch Freude gibt. Freude ist eine Kraft, die genauso wie die Liebe im Überfluß auf dieser Welt vorhanden ist. Wir brauchen uns ihr nur zu öffnen, sie zuzulassen und anzunehmen.

Die Roßkastanie bringt uns auch in unsere Mitte und zeigt uns, wie wir für uns selbst sorgen können. Sorgen im Sinne von Erfüllung der ureigenen Bedürfnisse. Es macht keinen Sinn, überzogenen Idealen nachzurennen, um die physischen Mangelerscheinungen zu überdecken. Bei den meisten Menschen in unserer Hemisphäre sind im Gegensatz zu früheren Zeiten Hunger und Durst, Kälte und Obdachlosigkeit kein Thema mehr, Einsamkeit oder Mangel an Sicherheit sind jedoch ebenso gravierende Mangelerscheinungen. Menschen brauchen Austausch mit anderen,

Verständnis, Freundschaft, Zärtlichkeit und Anerkennung. Die Roßkastanie zeigt uns, daß wir in erster Linie Körperwesen sind und über körperliche (nicht zu verwechseln mit materieller) Erfüllung auch mentale Zufriedenheit erfahren. Die Roßkastanie befreit uns auch von überflüssigen Gedanken und lehrt uns, uns so anzunehmen, wie wir sind, selbst wenn wir uns unvollkommen fühlen. Menschen sind keineswegs perfekt, sonst wären sie nicht auf dieser Welt. Wir sind in diese Welt gekommen, um eine bestimmte Rolle zu spielen, insofern sollten wir uns auf das Rollenspiel konzentrieren und nicht das Kostüm oder die Bühne kritisieren. Nicht das Kostüm ist entscheidend, sondern die Ausstrahlung des Schauspielers. Durch die Roßkastanie erfahren wir, daß wir alle Fehler dieser Welt haben können und man uns trotzdem einfach gern haben muß, weil wir Freude und Fröhlichkeit verstrahlen und selbst eine Verkörperung von Freude sind. Je mehr wir uns mit Freude verbinden, desto mehr ziehen wir nach dem Kausalitätsgesetz Freude und freudige Situationen an.

Der Kastanientyp

Der Kastanientyp verbreitet Heiterkeit und Freude, wo immer er auftaucht, weil er die Freude in sich trägt. Für ihn ist das Leben voller Sonnenschein. Zweifel, Furcht und Ernsthaftigkeit empfindet er in seinem tiefsten Wesen als Mißtrauen und Vorwurf gegenüber der Liebe der universellen Schöpferkraft. Ein einziger Blick in sein Antlitz bestätigt uns, er hat den Auftrag, andere daran zu erinnern, daß das Leben als Fest und Freude gedacht ist. In seiner Gegenwart verschwinden alle Probleme, weil er selbst schwierigsten Situationen noch Heiterkeit oder Komik abgewinnen kann.

Er ist vollauf mit sich zufrieden und akzeptiert seine Fehler. Sie sind nicht sein Problem, Gott hat ihn so geschaffen, also ist er Gottes Torheit. Ohne ihn wäre die Welt schon lange in Ernsthaftigkeit erstarrt. Er achtet sehr auf sein eigenes Wohlbefinden, ohne egoistisch zu sein. Von anderen, die seine Heiterkeit nicht teilen wollen, sich von ihm aufgestachelt fühlen oder ihn von der Schwere des Lebens überzeugen wollen, zieht er sich schnell zurück, um anderswo seine Späße zu machen. Er ist ein richtiger Papageno und manchmal ein Hofnarr.

Seine große Erkenntnis ist, daß wir alle Prüfungen und Lernschritte, die wir nur mit Murren und Mißmut hinter uns bringen, wiederholen müssen, weil wir das damit verbundene Gefühl nicht gelernt haben. So entwickelt er sich immer fröhlich weiter, ohne es zu wissen, weil sich die Welt entwickelt und er ein Teil davon ist.

Die Kernwirkung von Enertree-Kastanie/ chestnut-wood

Die Kräfte und Schwingungen von Enertree chestnut-wood eignen sich für Menschen, die über ihren Zielen und Aufgaben ganz vergessen haben, daß Fröhlichkeit und gesellschaftlicher Austausch auch zum Leben gehören. Menschen, die Aufgaben in Angriff nehmen, ohne auf ihre Verfassung zu achten, und Menschen, die geben, damit andere sie wichtig nehmen. Folgende Aussagen oder Gefühlszustände zeigen an, daß Kastanienenergie gebraucht wird:

– Ohne Fleiß kein Preis.
– Müßiggang ist aller Laster Anfang.

- Das Leben ist hart.
- Übermut tut selten gut.
- Ich will mein Ziel jetzt und mit allen Mitteln erreichen.
- Ich bin zwar hundemüde, aber trotzdem muß ich das jetzt noch in Angriff nehmen, um meine Ziele zu erreichen.

Übungen mit der Kastanie bzw. der Kastanienenergie

Wenn Sie das Kastanienprinzip integrieren und mit der Kastanienenergie arbeiten wollen, können wir Ihnen die folgende Übung empfehlen:

Machen Sie sich Lebensbereiche, Situationen oder Charakterseiten bewußt, mit denen Sie verbissen und viel zu ernsthaft kämpfen oder gekämpft haben. Wenn Sie das verkrampfte Gefühl der Verbissenheit oder Sturheit wieder spüren, ist Ihr Verhaltensmuster offen, und Sie können beginnen, es aufzulösen. Leiten Sie Kastanienenergie in jeden Bereich Ihrer Verkrampftheit, atmen Sie sie ein, und spüren Sie, wie die Muster sich langsam auflösen. Lassen Sie sich von ihr beraten, wie Sie künftig lockerer, fröhlicher und damit wesentlich effizienter sein könnten.

Variante: Suchen Sie Situationen, in denen Sie anderen primär etwas gegeben haben in der Erwartung, daß Sie etwas Angenehmes zurückerhalten. Leiten Sie Kastanienenergie hinein, und versuchen Sie, sich dieses Angenehme selbst zu geben.

Variante zwei: Machen Sie sich Charakterseiten bewußt, die Sie an sich als mangelhaft oder unzulänglich empfinden. Verbinden Sie sich mit der Kastanie, und versuchen Sie, gerade diese Seiten als spezielle Ausprägung Ihres Charakters und Ihrer Liebenswürdigkeit anzunehmen.

Sollten Sie bei der Übung Schwierigkeiten haben, bitten Sie die Kastanie um Hilfe, und falls Sie ein Enertree-Set besitzen, nehmen Sie das Kastanienholz zur Unterstützung, und/oder bringen Sie die Enertree-Holzessenz in Ihre Aura.

Der Walnußbaum,
Enertree walnut-wood

Persische Könige sollen den Walnußbaum nach Griechenland gebracht haben, wo er von den Römern entdeckt und über die Kelten bis nach England und Irland verbreitet worden ist. Die exotische Herkunft steckt auch im Namen selbst. Der erste Teil des Wortes »Walnuß« geht etymologisch auf die Begriffe *»Welchen«* oder *»Walcher«* zurück, was »fremd« und »anders« bedeutet und früher eine Bezeichnung für die keltischen Bewohner westeuropäischer Gebiete war. Ein Hauptgrund für die Beliebtheit und Verbreitung in ganz Europa waren sicher die schmackhaften Walnüsse, die schon von den alten Griechen »Speise der Götter« genannt wurden und heute ein wichtiger Bestandteil der Vollwertküche und ein Symbol für die Weihnachtszeit sind.
Walnußbäume wurden ursprünglich als Fruchtbäume angebaut, sind heute aber auch häufig verwildert als Einzelbäume im Feld oder Waldrändern entlang anzutreffen. Sie können unter idealen Bedingungen – viel Platz, nährstoffreicher Boden, wenig Frost – bis 25 Meter hoch und 150 Jahre alt werden. Der Stamm ist grau und bei älteren Bäumen oft tiefrissig, die Krone kugelig und breit ausladend. Die Blätter sind unpaarig, gefiedert, mit länglich eiförmigen Teilblättern, und haben ein starkes Aroma, das Insekten fernhält. Die Blüten, im Vergleich zu anderen Bäumen eher

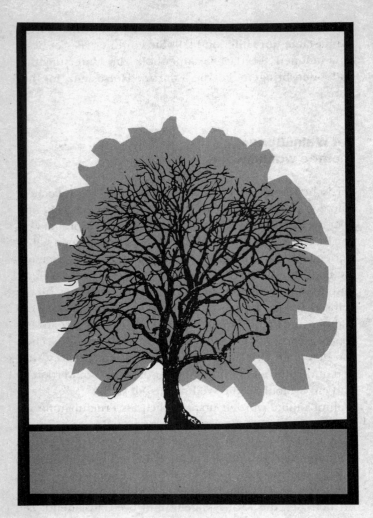

Abbildung 15: Der Walnußbaum

unscheinbar, werden vom Wind im April/Mai befruchtet, indem dieser den Blütenstaub der männlichen, hängenden Kätzchen den weiblichen zuweht. Die Früchte, die Walnüsse, reifen dann in grünen, fleischigen Schalen. Mit der ersten Nußernte kann zwischen dem dritten und fünften Standjahr begonnen werden.

Der Walnußbaum und die Nuß waren schon immer religiöse und mythologische Kultsymbole, vor allem für die Fruchtbarkeit. Walnüsse wurden in der spätlateinischen Zeit Frischvermählten in den Weg geworfen, und bei der Geburt eines Stammhalters wurde ein Nußbaum gepflanzt (teilweise wurde zuerst die Plazenta in die Wurzelgrube gelegt). Er soll auch eine besondere Aura bzw. Atmosphäre aufbauen, denn in gewissen Ländern hielt man es für gefährlich, längere Zeit unter dem Walnußbaum zu verbringen oder gar zu schlafen. Tatsache ist, daß Pflanzen die Nähe von Nußbäumen meiden und Nußblätter ein wirksames Insektenschutzmittel sind, den Menschen aber auch Kopfschmerzen bereiten können.

Nußbaumholz gehört wegen seiner Farbe und lebendigen Zeichnung zu den begehrtesten heimischen Möbelholzarten. Es ist ein wertvolles Holz, geeignet für Künstler und hochwertige Einzelstücke und kein Ausgangsstoff für die industrielle Massenproduktion. Denn das Holz ist in jüngerer Zeit durch massives Abholzen sehr rar geworden. In der Schweiz darf beispielsweise kein Nußbaum geschlagen werden, ohne daß als zukünftiger Ersatz ein neuer angepflanzt wird.

Als Heil- und Schutzmittel ist der Nußbaum bis in die heutige Zeit bekannt. Der in den Blättern und Nußschalen enthaltene Wirkstoff beeinflußt – als Tee eingenommen – vor allem die Ausscheidungsorgane und regt den Stoffwechsel an. Frische zerquetschte Blätter helfen bei Entzündungen und Hauterkrankungen. Ein Kissen mit Walnußblättern soll Alp- und Verfolgungsträume beseitigen, und ganze Zweige sollen auch vor Blitzschlag schützen. In der Bachblütentherapie wird die Walnußessenz Walnut dann eingesetzt, wenn die Öffnung für einen Neuanfang, und zwar unbeeinflußt von anderen Menschen, gewünscht und notwendig ist.

Das Prinzip des Walnußbaumes (Originaltext Baum)

Es ist gut, in Gemeinschaft zu leben, wenn man eigenständig ist. Ich zeige euch eure Einzigartigkeit und helfe euch, euch abzugrenzen, damit euch die Gemeinschaft nicht auffrißt. Man sagt mir nach, daß ich Energie nehme, aber das tue ich nicht wirklich. Durch mich erkennt ihr, wer ihr seid und wer ihr nicht seid. Und dadurch fällt manchmal viel Energie von euch ab, fremde Energie. Auch dann, wenn nicht mehr viel von euch übrigbleibt, ist doch das, was ihr im Kern seid, das Wichtigste, Einmalige. Wenn ihr das habt, laßt es wachsen. Alles, was ist, hat einmal klein angefangen.
Meine Schwester, die Linde, verbindet, und ich, der Walnußbaum, trenne. Trotzdem unterstützen wir einander. Ich helfe euch, das abzutrennen, was ihr nicht mehr braucht, wenn die Zeit dafür reif ist. Ich unterscheide nicht zwischen gut und böse, richtig und falsch, sondern zwischen dem, was ihr seid, und dem, was ihr nicht seid. Ich zeige das Eigene und das Fremde. Auch das Beste kann sich in euch zu Gift verwandeln, wenn es nicht euer Eigenes ist.
Ich zeige euch immer den nächsten Schritt. Ich helfe dem einzelnen, der Gruppe und dem Ganzen. In mir ist alles. Ich bin das Geheimnis der Nächstenliebe. Ich habe die Kraft, die Wahrheit zu sagen, aus Liebe zu dem, was mir am nächsten ist. »Ich bin der Weg, die Wahrheit und das Licht.« In einem Garten helfe ich allem, seine Einzigartigkeit zu zeigen, und ich helfe dem Garten als Ganzes, einzigartig zu sein, auch wenn ich abseits stehe.

Interpretation aus der Praxisarbeit mit dem Walnußbaum

Wenn eine Seele in diese Welt kommt, werden Eltern, Bezugspersonen und Gesellschaft selbstverständlich und unbewußt versuchen, das Kind zu einem »normalen« Menschen zu erziehen, und je nachdem, in welche Kultur es hineingeboren wird, sieht diese »Normalität« jeweils etwas anders aus. Norm heißt dabei Ausrichtung nach dem herrschenden Familien-, Stammes- und Massenbewußtsein und nicht Aufdeckung und Weiterentwicklung der Individualität. Da im Moment in fast allen dieser Bewußtseinsstufen die Außenorientierung vorherrscht, werden die noch vorhandenen astralen Qualitäten einer neuen Seele nur unzureichend oder überhaupt nicht wahrgenommen und mit der Erziehung quasi abgewürgt. Durch die Dominanz der linken Gehirnhälfte und die Unterdrückung der wahren Gefühle in unseren Erziehungssystemen werden die vorhandenen hohen Schwingungen der Kinder gebremst, und das offene Bewußtsein wird immer weiter bis zum Unbewußtsein eingeschränkt. In unserer Welt werden seit Jahrhunderten wirkliche Neuerungen immer wieder unterbunden, um die bestehenden Machtstrukturen aufrechterhalten zu können. Aber das wird sich in nächster Zeit grundlegend ändern. Denn wenn wir uns *mit* der Erde entwickeln wollen, wird sich zwangsläufig das holistische Weltbild durchsetzen und auch unsere Erziehung und Erziehungssysteme revolutionieren.

Alle Menschen basieren physikalisch, chemisch und auch geistig auf den gleichen Grundlagen, der gleichen Ordnung (»Kosmos« kommt aus dem Griechischen und bedeutet »Ordnung«). Trotzdem ist kein Mensch und kein Baum dem anderen gleich. Es gibt einige Milliarden Menschen auf der Erde (wie viele genau, da gehen die Ansichten und Zahlen auseinander), und keiner ist gleich. Leicht kommt man zu dem Schluß, daß man unter einer solch gewaltigen Menschenmasse als Individuum untergeht oder seinen Wert verliert. Das entspricht aber weder der Wahrheit noch der Realität. Jeder Mensch ist innerhalb seiner Ordnung ein eigenständiges Wesen, weil jeder unterschiedliche Erfahrungen und Qualitäten mitbringt und jeder aus den identischen physischen Voraussetzungen mehr oder weniger macht. Der Grad der individuellen Entwicklung steht dabei direkt mit dem Bewußtsein und der Kenntnis der Grundprinzipien und Gesetze des Lebens in Zusammenhang. Jeder Mensch ist ein Schöpfer und hat einen enormen Wert und Stellenwert.

Der Walnußbaum ist ein hervorragender Lehrer, unser ureigenstes Licht wiederzufinden und zu bewahren – die Intuition. Darum trennt er uns von allen äußeren Einflüssen, die uns von der eigenen Intuition ablenken. Er führt uns immer näher zum Kern, auf uns selbst zurück und hilft uns, unser Potential zu erkennen und zu nutzen. Interessant dabei ist, daß der Kern der Walnuß selbst wie ein menschliches Gehirn mit der linken und rechten Hirnhälfte und dem verbindenden Balken aussieht. Will er uns auch physisch zeigen, daß wir die beiden Hemisphären, die in unserem heutigen Weltbild getrennt sind, wieder zusammenführen müssen, um das Essentielle zu erkennen? Der Walnußbaum ermutigt uns, uns mit allem zu befassen, was unser Herz höher schlagen läßt, und auf unsere vermeintlichen Schwierigkeiten offen zuzugehen. Er ermutigt uns zur Vielseitigkeit und zum Mut der Vielseitigkeit.

Die Welt und auch die Menschen haben die Tendenz, ihren Einfluß auf alles auszudehnen, was keine klare Abgrenzung hat. Und viele Menschen haben Schwierigkeiten, sich abzugrenzen, und fühlen sich deshalb ständig überfordert. Der Walnußbaum ist – durch seine besondere Qualität zu trennen – in allen Situationen hilfreich, wo wir uns aus falschem Pflichtgefühl zuviel Verantwortung aufladen lassen. Er zeigt uns, daß wir in Wirklichkeit nur eine Verpflichtung haben, nämlich zu sein und das zu geben, was wir sind, und nichts anderes. Wenn wir den Eindruck haben, daß uns die Welt nicht so akzeptiert, wie wir sind, und wir glauben, uns ändern zu müssen, hilft uns der Walnußbaum auch durch diese Zeiten hindurch. Manchmal ist es das beste, sich für eine Weile von allem zurückzuziehen, abzuwarten und sich selbst zu finden. Wenn wir uns akzeptieren, wird uns auch die Welt sofort annehmen, weil sie nicht den einzelnen Menschen, sondern das Gefühl der Unzulänglichkeit als Teil des Ganzen ablehnt. Der Walnußbaum gibt die Kraft, zu sich selbst zu stehen. In ihm steckt die Überzeugung eines Galilei, der sein Weltbild (»Und sie [die Erde] bewegt sich doch«) gegen alle unter dem Motto durchgesetzt hat: »Wenn wir lange genug an einem Ort bleiben, kommt die ganze Welt zu uns.« Wann immer Sie einen Freund brauchen, der voll und ganz zu Ihnen hält, Ihnen Mut macht und die Augen öffnet, wenden Sie sich an den Walnußbaum.

Der Walnußbaumtyp

Der Walnußbaumtyp hat ähnliche Qualitäten wie der Linden- und Birkentyp, verkörpert aber eher männliche Aspekte. Er ist nährend, aufbauend und unterstützend, aber auf ganz andere Weise als Linde und Birke. Er ist mehr der Forscher, der Weise, der Diskretion liebt und gerne etwas abseits steht. Er lebt mehr durch andere und ist immer auf der

Suche nach Möglichkeiten, die die Entwicklung der Wesen erleichtern könnten. Er ist auch der strenge Lehrer und der Guru, der anderen hilft, sich selbst zu finden. Insofern hat er Wesenszüge von einem indianischen Krieger, der sich selbst besiegt hat, oder von einem Zenmeister. Er lebt zwar auf dieser Welt, ist sich aber bewußt, daß er nicht von dieser Welt abstammt.

Der Walnußbaumtyp ist wie ein wahrer Priester und ein Repräsentant des Höchsten. Wenn man ihn sucht, findet man ihn nicht, erst wenn man reif für den nächsten Schritt ist, taucht der Walnußbaumtyp plötzlich aus dem Nichts auf. Er scheint einen ganz genau zu kennen und kann deshalb Verständnis und Licht in alles bringen. Er kennt die Zusammenhänge der Schöpfung und ist ein hervorragender Analytiker. Wie ein Helfer, der in irgendwelcher Gestalt zum richtigen Zeitpunkt auftaucht, bringt er neue Impulse und bleibt dabei selbst unerkannt. Um ihn herum kommt alles in Bewegung, denn er bezieht sich stets auf das Wesentliche und Praktische. Er repräsentiert echte Männlichkeit und ist ein wahrer Kavalier.

Die Kernwirkung von Enertree-Walnußbaum/ walnut-wood

Die Kräfte und Schwingungen von Enertree walnut-wood eignen sich für Menschen, die nicht wissen, wer sie sind und was ihre Spezialität ist. Solche, die immer funktioniert und einfach getan haben, was man von ihnen verlangt hat. Menschen, die sich zuwenig abgrenzen können und sich deshalb nicht bewußt sind, was in ihren Verantwortungsbereich gehört und was nicht, und die in ihrer Gutmütigkeit leicht von anderen überfahren werden. Folgende Aussagen oder

Gefühlszustände zeigen an, daß Walnußbaumenergie gebraucht wird:

- Wozu bin ich nutzloses Wesen nur auf dieser Welt?
- Wenn ich nur wüßte, wo meine Qualitäten und Talente liegen!
- Wer bin ich eigentlich?
- Ich habe den Eindruck, daß ich alles fast mechanisch erledige und funktioniere, aber nicht wirklich ich bin.
- Mein Leben und das, was ich tue, befriedigt mich nicht, weil es mir nicht entspricht!

Übungen mit dem Walnußbaum bzw. der Walnußbaumenergie

Wenn Sie das Walnußbaumprinzip integrieren und mit der Walnußbaumenergie arbeiten wollen, können wir Ihnen die folgende Übung empfehlen:
Suchen Sie die Verbindung zu sich selbst, und machen Sie sich Aspekte und Charakterseiten bewußt, die nach Ihrer Meinung noch zuwenig ausgeprägt sind und die Sie wesentlich stärker manifestieren möchten. Wenn Sie ein Gefühl der Leere oder Unerfülltheit spüren, haben Sie solche Aspekte gefunden. Leiten Sie nun Walnußbaumenergie hinein, und konzentrieren Sie sich darauf, was sich verändert. Bestätigen Sie sich (beispielsweise durch Visualisierungsübungen), daß Sie sich in Zukunft auch von diesen (bisher brachliegenden) Seiten zeigen und diese ausleben werden.
Variante: Erinnern Sie sich an Situationen, in denen Sie sich von der Umgebung zuwenig abgegrenzt haben und Sie danach überfordert worden sind. Oder machen Sie sich Si-

tuationen bewußt, in denen Sie Mühe haben, sich abzugrenzen. Wenn Sie ein Gefühl von Überforderung, Ohnmacht oder Ärger spüren, können Sie Walnußbaumenergie in die Verhaltensmuster leiten und sich den Weg zeigen lassen, wie Sie sich abgrenzen können.

Sollten Sie bei der Übung Schwierigkeiten haben, bitten Sie den Walnußbaum um Hilfe, und falls Sie ein Enertree-Set besitzen, nehmen Sie das Walnußbaumholz zur Unterstützung, und/oder bringen Sie die Enertree-Holzessenz in Ihre Aura.

Tabelle 3: Zusammenfassung der Ziele und Negativzustände

Baum/Baumenergie	Ziel/Negativzustände
Linde, Enertree lime-wood	Ziel: Einheit.
	Für Menschen, die sich in einer Gruppe nicht oder nur unter Schwierigkeiten integrieren können. Einzelgänger oder zornige Ankläger. Heilt alle Wunden, tröstet jeden Kummer, muntert auf.
Föhre (Kiefer), Enertree pine-wood	Ziel: Allmacht.
	Für Menschen, die eigentlich nicht das Gefühl haben, zu Recht in dieser Welt zu sein. Mangel an Selbstwert, Selbstsicherheit, Schuldgefühle.
Tanne (Fichte), Enertree fir-wood	Ziel: Alliebe.
	Für Menschen, die Angst haben, sich anderen zu öffnen. Rauhe Schale, weicher Kern. Menschen, die sich nach Licht sehnen. Verletzende, die selber verletzt sind.
Lärche, Enertree larch-wood	Ziel: der Wille, das Tun.
	Für Menschen, die zuwenig Vertrauen in ihre Fähigkeiten haben oder zu starr sind, die nichts delegieren können.
Ulme, Enertree elm-wood	Ziel: das bewegende Sein, Kreativität, Kommunikation.
	Für Menschen, die in zäh dahinfließenden Situationen steckenbleiben. Überall da, wo Austausch und Bewegungen stagnieren.
Ahorn, Enertree maple-wood	Ziel: die Unzerstörbarkeit des Seins, Auferstehung.
	Für Menschen, die nicht mit ihrem Höheren verbunden sind. Die zwischen Extremen hin und her pendeln. Menschen mit kurzer Ausdauer. Auch Pioniere und Sensitive, die zu schnell geschockt sind.

Baum/Baumenergie	Ziel/Negativzustände
Birke, Enertree birch-wood	Ziel: die Herrlichkeit, die Schönheit des Seins. Für Menschen, die nicht allein sein können. Solche, die sich lieber selbst verraten, als einmal einen Weg allein zu gehen. Solche, die sich nicht sehen oder ausstehen können. Für Selbsttreue.
Buche Enertree beech-wood	Ziel: verbunden mit der Ewigkeit, Allgegenwart. Für Menschen, die vor lauter Taten ihr Lebensziel aus den Augen verloren haben. Für solche, die zu viele Gedanken im Kopf haben und glauben, alles sei mental zu lösen. Menschen, die Sein und Denken trennen. Die nicht loslassen können und verkrampft sind. Schon der Gedanke, daß es da draußen ein Problem gibt, das sich lösen läßt, ist Projektion.
Esche, Enertree ash-wood	Ziel: die Wandlung, die Metamorphose. Für Menschen, die verunsichert sind darüber, daß sie selbst ein Zentrum sind im Leben. Also für Selbstverantwortung. Solche, die dabei sind, die letzten Muster abzuwerfen, die sie gehindert haben, selbst der Mittelpunkt ihres Lebens zu sein. Ashwood transformiert.
Eiche, Enertree oak-wood	Ziel: die Allweisheit und Gerechtigkeit. Für Menschen, die Mühe haben, ihr Schicksal in Zusammenhang mit ihrem Sein zu akzeptieren. Solchen, denen scheinbar Ungerechtes widerfahren ist.
Kastanie, Enertree chestnut-wood	Ziel: Freude und Heiterkeit. Für Menschen, die über ihren Zielen und Aufgaben einfach vergessen haben, daß Fröhlichkeit und gesellschaftlicher Austausch auch zum Leben gehören. Solche, die zu ernst sind. Verbissene. Solche, die geben, damit andere sie wichtig nehmen.
Walnußbaum, Enertree walnut-wood	Ziel: die Vielseitigkeit des Seins. Für Menschen, die nicht wissen, wer sie wirklich sind, was ihre eigene Spezialität ist. Solche, die immer nur funktioniert haben und taten, was man von ihnen verlangt. Solche, die sich zuwenig abgrenzen können und nicht merken, was zu ihnen gehört.

6 Die Enertree-Holzessenzen

Alle Erfahrungen, positiv oder negativ, und jegliche Informationen, als wertvoll oder unnütz empfunden, unterliegen keinen Zufälligkeiten, sondern haben einen klaren Sinn und Zweck. Jede Erfahrung, jede Information und jegliches Wissen ist Teil des gesamten Seins und steht gewissermaßen an einem vorgesehenen Platz. In den meisten Fällen sind wir aber zuwenig offen und bewußt, um die eigentlichen Informationen und Botschaften entschlüsseln und sofort nutzbringend umsetzen zu können. Und allzuoft erkennt man erst im Rückblick den Wink mit dem Zaunpfahl und den Kerninhalt der Botschaft. So war auch die Begegnung und Freundschaft Peter Salochers mit Vicky Wall kein Zufall und in einem gewissen Sinne für das Entstehen der Holzessenzen richtungweisend. In diesem Sinne schauen wir einmal zurück und lassen uns von Peter die Mosaiksteine des Enertree-Wegs beschreiben, die man im Zeitpunkt des Erlebens gerne als Zufälligkeiten und Irrwege empfindet oder schlichtweg nicht versteht.

Das Prinzip und die Entstehung der Holzessenzen

»Alchemistische Prozesse hatten mich, Peter Salocher, schon seit langem fasziniert, und mit Farben arbeitete ich schon seit einigen Jahren therapeutisch in meiner Praxis. Bei mir zu Hause hatten Destillierapparaturen, Reagenzgläser und Versuchsanordnungen oft mehr Raum beansprucht als der restliche Teil der Wohnung. Meine Terrasse glich einem blühenden Garten und überall hingen irgendwelche Heilpflanzen zum Trocknen herum.

Seit meinem fünfzehnten Lebensjahr folgte ich einem inneren Drängen und dem Interesse an verschiedensten Gebieten, gab Unsummen von Geld aus, ohne überhaupt zu wissen, was daraus einmal werden sollte. Oft hatte ich das Gefühl, mich im eigenen Saft zu drehen, und das Wissen, das ich mir bei diesen Experimenten erworben hatte, mußte geduldig Jahrzehnte warten bis zu dem Tag, an dem die Bäume zu mir gekommen sind. Als wir einmal damit begonnen hatten, mit den Hölzern zu arbeiten und Erfahrungen zu sammeln, war die Idee, ihre Kräfte auch in ein flüssiges Medium zu bringen, sehr naheliegend. Und daß die Essenzen in den Farben ihrer Wirkung strahlen und den Effekt verstärken sollten, war auch klar. Verblüffend war, wie schnell der Entwicklungsprozeß stattfinden konnte, was sich wieder relativiert, wenn man bedenkt, daß ich mich ja jahrelang mit solchen Dingen beschäftigt hatte.

So sind die ersten Holzessenzen wie im Spiel, fast über Nacht und vergleichbar einer Geburt entstanden. Dabei ist es mir wohl ähnlich ergangen wie Vicky Wall, als sie ihre ersten Balance-Öle schuf. Ich wußte anfangs auch nicht, was ich da ›geschaffen‹ hatte und wie umfassend die Essenzen in ihrer Wirkung sein können. Es war auch sicher kein Zufall, daß alle zwölf Essenzen ausgerechnet am 8. Dezember, dem Tag von Mariä Empfängnis, fertig vor mir standen. Normalerweise messe ich solchen Koinzidenzen keine weltbewegende Bedeutung zu. Ich freue mich über ihr Auftreten und versuche, den Sinn zu erfassen. Zum damaligen Zeitpunkt war es aber mehr für mich, ich interpretierte es als kleine Bestätigung, daß ich mich auf dem rechten Weg befand (jeder Entwickler ist dankbar für jedes Zeichen von Fortschritt). Seit damals entdecke ich jeden Tag neue Aspekte und Zusammenhänge, und es werden mir ganz erstaunliche Erfahrungen von Menschen mitgeteilt, die mit den Essenzen arbeiten und sie schätzengelernt haben.

Es gibt Menschen, die es für gefährlich halten, Neuentdecktes anzuwenden, ohne daß dafür langjährige Erfahrungswerte oder wissenschaftliche Untersuchungen vorliegen. In unserer Zivilisation hat es sich eingebürgert, generell nur Produkte zu verwenden, deren Unbedenklichkeit durch langwierige Tierversuche und zahlreiche Gutachten nachgewiesen und festgelegt ist. Ein Müsli, dessen gedrucktes Verbrauchsdatum überschritten ist, wird auch dann weggeworfen, wenn es vielleicht noch genießbar wäre. Wir vertrauen mehr dem Wissen und der Kompetenz von Experten als den eigenen Sinnen und der eigenen Intuition. Diese Vorsicht ist in vielen Fällen sinnvoll, solange es sich um Produkte handelt, deren Wirkung auf synthetischer Chemie, chemischen Inhaltsstoffen und chemisch-biologischen Veränderungsprozessen beruht. Die Wirkung zum Beispiel der Holzessenzen beruht aber nicht auf Inhaltsstoffen, sie geschieht über die verschiedenen Ebenen des Bewußtseins. Holzessenzen stellen energetisch die Verbindung zum Lebewesen Baum und seinem Prinzip her. Und wieviel wir aus dieser Verbindung erhalten, hängt davon ab, wie wir (bewußt und unbewußt) mit dem Baum kommunizieren. Die Anwendung der Essenz ist mit dem Herstellen einer Telefonverbindung vergleichbar. Wenn ich jemanden anrufe und bei stehender Verbindung dann nichts sage, wird mein Gesprächspartner wieder auflegen und sich fragen, wer wohl angerufen hat. So hat weder der Anrufer noch der Empfänger einen speziellen Nutzen.

Ich habe nichts anderes gemacht, als mich für die Kommunikation mit den Bäumen zu öffnen, und mich in den anfangs ungewohnten Kommunikationsprozeß auf einer anderen Bewußtseinsebene eingelebt. Ich bin mir sicher, daß eine solche Kommunikation für die meisten Menschen möglich ist, wenn sie über das für sie geeignete ›Telefon‹ verfügen und sich damit anfreunden. Die Enertree-Holzessenzen sind ein Kommunikationsmittel, das sich im Grunde genommen für alle Menschen eignet und das auch in der Praxis bestens funktioniert. Allerdings handelt es sich nicht um eine Zweierverbindung, sondern um eine Mehrfachschaltung, eine Konferenzschaltung zwischen Baumseele, Seele des Menschen, seinem Bewußtsein und Unterbewußtsein. Und je nach Reifegrad und Offenheit des Menschen funktioniert die Kommunikation auf allen Ebenen, oder es findet lediglich ein energetischer Austausch statt, der zwar auch ganz phantastisch wirkt, aber nicht wahrgenommen wird.«

Inhaltsstoffe und Farben

Die Holzessenzen sind eine spezielle Weiterentwicklung von Enertree. Sie kommen dem Wunsch nach, die Energie der Bäume immer bei sich zu haben und überall nutzen zu können. Sie vereinen in sich und aufeinander abgestimmt die Energie des Holzes, die Energie der Farben und die Energie ätherischer Öle. Die Farben der einzelnen Essenzen entsprechen dem Prinzip des jeweiligen Baumes. Sie sind eine Transponierung der Baumwirkung in Farbe, so daß sich Holzenergie, Farbe und Duft gegenseitig ergänzen und die Wirkung der Essenz verstärken.

Die Inhaltsstoffe, ätherische Öle, Alkohol, Farbe und Wasser, bilden aber nur das physische Gerüst, sozusagen die Körperlichkeit oder den Träger der Essenz. Ätherische Öle werden seit Jahrhunderten im Bereich des Heilens und zum

Aromatisieren von Nahrungsmitteln in verschiedenster Qualität verwendet. Wir haben uns aus ethischen Gründen entschlossen, nur mit hochwertigsten Inhaltsstoffen zu arbeiten und die bestmöglichen Qualitäten von ätherischen Ölen zu suchen und einzumischen. Auch die Trägersubstanz ist qualitativ hochwertiger reiner Weingeist. Da der Weingeist in der fertigen Essenz nicht hundertprozentig ist, sondern etwa siebzigprozentig, enthält die Essenz Anteile an Wasser. Dieses Wasser stammt aus verschiedenen energetisch sehr hoch schwingenden Quellen wie zum Beispiel die Chalicewell in Glastonbury oder die Quelle der heiligen Odilie im Elsaß (Mont St-Edile).

Die Farbtherapie gilt als eine der ältesten Therapien überhaupt, und der Einfluß von Farben auf das körperliche, geistige und seelische Wohlbefinden ist unbestritten. Licht ist ein Energiespektrum, das in seiner Schwingungsintensität variiert und sich entwickelt, und jede Farbkomponente des Lichts hat ihre eigene Schwingungsfrequenz und wie das Holz eine ganz spezifische Energiequalität. Insofern sind die Farben der einzelnen Essenzen für die Wirkung mitentscheidend und müssen das Prinzip des jeweiligen Baumes aufgreifen, wenn sie die Wirkung verstärken (und nicht stören oder verwässern) sollen.

Die Farben stammen zum größten Teil aus Karotten, Randen, Beeren, und nur ein ganz kleiner Zusatz sind chemisch gefertigte, spezielle Lebensmittelfarben. Farben, wie sie die Lebensmittelindustrie zum Färben von Joghurt, Butter, Gebäck usw. verwendet, und sie sind in der Essenz nur in Spuren enthalten. Tabelle 4 zeigt, welche Farben wir für welche Hölzer bzw. Holzenergien als ideal betrachten und für die Enertree-Holzessenzen verwendet haben.

Tabelle 4: Holzessenzen und Farben

Holzessenz	Farbe	Erklärung
Linde, Enertree lime-wood	Violett	Violett, der große Heiler, verbindet den Menschen mit seiner wahren Bestimmung, Ganzheit und Spiritualität.
Föhre (Kiefer), Enertree pine-wood	Helltürkis	Helltürkis repräsentiert das Himmlische, erhöht die Energie, erhebt das Bewußtsein und stärkt das Sein. Diese Farbe steht auch für das Unbewußte.
Tanne (Fichte), Enertree fir-wood	Pink	Pink repräsentiert das Prinzip der Liebe, Sanftmut, Zartheit und Sensitivität. Vicky Wall bezeichnete diese Farbe auch als kosmische Gebärmutter. Pink öffnet und heilt seelische Wunden.
Lärche, Enertree larch-wood	Lachsrosa	Lachsrosa ist die Verbindung von Gelb und Rosa und steht für Weisheit und Liebe. Der Start zu einem neuen Anfang. Die Fähigkeit, sich selbst und andere anzunehmen und zu vergeben. Die Bejahung des eigenen Selbst und des eigenen Wollens. Hilft bei Entscheidungen.
Ulme, Enertree elm-wood	Dunkeltürkis	Dunkeltürkis steht für Kommunikation auf allen Ebenen durch das Herz und für Entfaltung des Seelenpotentials.
Ahorn, Enertree maple-wood	Orange	Orange ist Bewegung, Austausch, Kommunikation durch Gefühle und auch Sexualität. Heilt Ängste und hilft, Schockzustände und Traumata zu verarbeiten.
Birke, Enertree birch-wood	Gelbgrün	Gelbgrün, Weisheit des Solarplexus und Raum des Herzens. Hilft, uns als Gefühlswesen anzunehmen. Entscheidung für das Wachstum der Seele, für Freiheit und Unabhängigkeit.
Buche, Enertree beech-wood	Hellblau	Hellblau gibt Ruhe, Entspannung, Vertrauen ins Unendliche und das ewige Sein. Stärkung der rechten Hirnhälfte.
Esche, Enertree ash-wood	Goldgelb	Goldgelb steht für innere Weisheit und die innere Mitte, Harmonie, Selbstverantwortung, Selbsterkenntnis, Intellekt und mentale Stärke.
Eiche, Enertree oak-wood	Grün	Grün ist das Prinzip des Wachstums und steht für Raum, Ausdehung, Gleichgewicht, Hoffnung, Regeneration, Ruhe und Fülle. Ebene des Herzens.
Kastanie, Enertree chestnut-wood	Gelb	Gelb steht für Freude und Heiterkeit, Selbstbewußtsein und Gemeinschaft, das Hier und Jetzt erleben. Solarplexus.
Walnußbaum, Enertree walnut-wood	Magenta	Magenta gibt Raum, das Höhere zu erkennen, und stärkt die spirituelle Verbindung. Der Ratgeber.

Die Herstellung

All diese Inhaltsstoffe werden in einem aufwendigen Verfahren gereinigt, sublimiert und zu einem für die Essenz harmonischen astrologischen Zeitpunkt zusammengebracht, so daß sie die Energie des Holzes, welche die Energie des Baumes trägt, aufnehmen können. Dies alles gleicht mehr der Geburt eines Lebewesens als einem technischen Vorgang. Astrologische Gegebenheiten, die Atmosphäre, ja sogar der Seinszustand des Ausführenden spielen bei der Herstellung der Mutteressenz eine nicht unerhebliche Rolle.

Peter Salocher erinnert sich an die Gefühle beim ersten Herstellungsprozeß: »Ich kann mich an den Moment des Entstehens jeder einzelnen Essenz genau erinnern. An die Gedanken und Gefühle, die ich dabei hatte, an die Musik und die liebevollen Gefühle und die Dankbarkeit, mit der ich die Essenzen in dieser Welt empfing. In der Tat ist die Art und Weise, wie die Bäume auf mich zukamen, sehr wundersam, und ich betrachte es eher als Geschenk denn eine erfinderische Leistung, daß diese Holzessenzen geschaffen werden konnten. So etwas kann man sich nicht willentlich vornehmen, es muß einem zufallen. Die spirituellen Energien, die dahinterstehen, müssen mit den physischen Aspekten voll und ganz einverstanden sein. Ich persönlich fühle mich seit dem Beginn dieser Arbeit wie ›überschattet‹ (richtiger wäre wohl ›überlichtet‹) von der Kraft dieser Energien. Mein Leben ist einfach geworden, und ich habe aufgehört, zu suchen.«

Wie finde ich die für mich geeignete Holzessenz?

Das Vorgehen, die geeignete Holzessenz zu finden und sich mit dem aktuell nützlichen Seinsprinzip zu verbinden, ist denkbar einfach. Stimmen Sie sich auf Ihren Zustand oder auf die für Sie wichtige Frage ein, und wählen Sie aus dem Holzset ein bis drei Hölzer aus. Jedes Holz, das Sie gezogen haben, zeigt Ihnen genau die Essenz und das Seinsprinzip, das Sie und Ihre Körper aktuell brauchen. Wir empfehlen, bei der Auswahl der Essenzen von den Hölzern und nicht direkt von den Essenzen auszugehen, weil Holz die Primärenergie darstellt, deutlich spürbarer (weniger subtil als die Essenzen) ist und die Hölzer bei der Diagnose deswegen treffsicherer sind.

Wie arbeite ich mit den Essenzen?

Wir sind es gewohnt, Mittel, die uns unterstützen sollen, sogenannte Heilmittel, einzunehmen oder auf der Haut einzureiben. Die Holzessenzen sind Energie, und sie wirken nicht primär auf unseren physischen Körper, sondern auf die Energie. Sie werden deshalb auch nicht eingenommen oder eingerieben, sondern in das energetische Feld des Körpers, in die Aura gebracht. Zu diesem Zweck werden einige Tropfen der jeweiligen Holzessenz auf die Handfläche gegeben, die dort verdunsten und die Energie des Holzes freisetzen. Man braucht diese freigesetzten Energien nur noch in der Aura bzw. über den Chakren zu verteilen (eine detaillierte Anweisung folgt noch in diesem Kapitel).

Für die meisten Menschen erscheint diese Art, Heilmittel aufzunehmen, fremd und ungewohnt. Sie versprechen sich auch nicht die gleiche Wirkung wie bei herkömmlichen Heilmitteln. Dies liegt vor allem dran, weil wir von Kind an auf das materielle Weltbild konditioniert sind und nur das als real anerkennen, was wir sehen, anfassen und im doppelten Sinne des Wortes be-greifen können. In Wirklichkeit ist unser physischer Körper – wie wir gesehen haben – nur die dichteste Erscheinungsform unseres Wesens. Durch die Arbeit mit den Essenzen lernen wir mehr und mehr auch jene Bereiche unseres Wesens als Realität anzunehmen, die wir zwar spüren, aber (von Sensitiven einmal abgesehen) nicht sehen können.

Mit den Holzessenzen rufen Sie die Kommunikation und Hilfe der Bäume auf den nichtphysischen Bewußtseinsebenen. Dies ist eine Kommunikationsmöglichkeit, die Sie möglicherweise vom Traum oder gewissen Science-fiction-Filmen kennen und mit der es möglich ist, mit anderen Intelligenzen (Pflanzen, Bäumen, Tieren und Mikroorganismen) in Kontakt zu treten und Informationen (bestimmte Schwingungen) auszutauschen. Umfangreiche Praxisversuche mit Enertree haben bestätigt, daß Holzessenzen Energie, und zwar positiv-konstruktive, in die menschlichen Körper bringen. Dadurch schützen sie, bewahren oder bewirken das Gleichgewicht und induzieren persönliches Wachstum. Überdies reinigen sie die persönliche Atmosphäre (Aura), verbreiten einen angenehmen Duft und vertiefen den Kontakt zur eigenen Intuition.

Die Ausstrahlung der Holzessenzen ist, weil es sich um Sekundärenergien handelt, subtiler und feiner als die des Holzes selbst (Primärenergie). Darum wirken sie besonders gut in der menschlichen Aura und den verschiedenen Körperebenen. Die Essenzen bringen durch ihre eigene energetische Ausstrahlung bestimmte Energien im Menschen zum Schwingen. Vorhandene Blockaden, die auf niedrigeren, disharmonischen Frequenzen schwingen, werden überlagert, aufgelöst, und die blockierten Energien werden wieder zum Fließen gebracht. Die Enertree-Holzessenzen sind in allen in diesem Buch beschriebenen zwölf Baumarten erhältlich. Darüber hinaus wurden spezielle Kombinationen entwickelt und erprobt, wie zum Beispiel »Rescue«, »Schock/Stress«, »Prüfungsangst« und »Joy«. Diese fertigen Mischungen werden in diesem Kapitel noch detailliert besprochen. Auf der Basis von reinen Holzessenzen sind auch Pflege- und kosmetische Produkte entwickelt worden, damit die Holzenergien den Menschen auch im täglichen Gebrauch begleiten und unterstützen können.

Wie oft kann man die Holzessenzen anwenden?

Im Gegensatz zu konventionellen Heilmitteln, die meist eine bestimmte Dosierung vorschreiben oder empfehlen, können Enertree-Holzessenzen so oft verwendet werden, wie es dem Wunsch und dem Bedürfnis des Anwenders entspricht. Eine Überdosierung ist nicht möglich, weil der absolute Wirkungspunkt, nämlich das reibungslose, freie Schwingen des gewünschten Prinzips, nicht überschritten werden kann. Wir können nicht mehr als verbunden sein, ein mögliches Übermaß an Energien verpufft einfach in die Atmosphäre – ohne störende Wirkung auf den Menschen. In schwierigen Situationen, zum Beispiel wenn gegensätzliche Energien aufeinandertreffen und die Auflösung einer Blockade mit Reibungswiderständen oder Abwehrreaktionen verbunden ist, kann es durchaus vorkommen, daß die Essenzen im kontinuierlichen Rhythmus von wenigen Stunden gebraucht werden. Im Normalfall reicht es aber, sich einmal über die Essenz mit dem nützlichen Baum bzw. seinem Baumprinzip zu verbinden, und die Energie begleitet den Anwender über den ganzen Tag. Insofern ist die beste Zeit, um Essenzen in die Aura zu bringen, am Morgen nach der Körperpflege, noch bevor irgendwelche anderen Aktivitäten die Aura ungünstig beeinflussen können (am persönlichen Scheitelpunkt des aufgehenden Zyklus). Dies kann etwas wie ein tägliches Ritual werden, durch das man sich innerlich zentriert und sich einen geistigen Raum schafft, von dem alle Aktivitäten ausgehen. In energetischer Hinsicht heißt das nichts anderes, als daß wir permanent in Verbindung mit den übergeordneten Energieebenen stehen und an eine unendliche Quelle angeschlossen sind. Wir beziehen unsere Energie nicht im Wettbewerb des zwischenmenschlichen Austausches, sondern direkt vom Ursprung, was die Leistungsfähigkeit erheblich steigert. Wir werden unsere Aufgaben leichter schaffen, die Zeit wird uns weniger davonlaufen, und wir werden alles gelassener nehmen.

Ein weiterer idealer Zeitpunkt ist abends vor dem Schlafengehen (vergleichbar dem abnehmenden Zyklus in der Tagundnachtgleiche). Ein kleiner Moment der Sammlung und Verarbeitung des Tagesgeschehens hilft, den vergangenen Tag loszulassen und erholsamen Schlaf zu finden. Das bedingt keine stundenlange Meditation, sondern es ist ein kleiner und wichtiger Moment der Entspannung und Zentrierung der eigenen Persönlichkeit, Gedanken und Gefühle unter dem Motto: »Der nächste Tag kann es uns bringen, diese Nacht wird ihn für uns vorbereiten, und ein Baum, ein lieber Freund, wacht über uns!«

Geben Sie einige Tropfen der von Ihnen gewählten Holzessenz auf Ihre Handfläche, verteilen Sie die Flüssigkeit mit
beiden Händen, damit sie verdunsten kann, und strecken
Sie die Arme in die Höhe, über Ihren Scheitel. Dort bewegen Sie die Hände kreisförmig über dem Scheitelzentrum,
senken die Arme langsam nach unten – über das Dritte Auge (zwischen den Augen), Kehlkopf, Herzbereich, Sonnengeflecht, den Bereich um den Bauchnabel und zum Basis-
zentrum im Bereich der Geschlechtsorgane, wobei Sie die
Hände vor jedem einzelnen Zentrum kreisförmig bewegen.
Damit bringen Sie die Holzenergien in die Chakren. Stimmen Sie sich während dieses Vorganges auf die Energie des
Baumes ein, mit dem Sie sich verbinden wollen (vergleiche
die Übungen bei den einzelnen Bäumen). Führen Sie Ihre
Handflächen auch schalenförmig vor das Gesicht, und atmen Sie den Duft der Essenz ein.

Stellen Sie sich dann ein blaues Licht vor, das wie ein großes
Rohr aus dem Boden kommt, durch Sie hindurchgeht und
weit in den Himmel reicht. Bitten Sie nun den Baum respektive sein Prinzip, durch diesen Lichtkanal in Ihr Herzzentrum zu kommen. Falls Ihnen das vielleicht lächerlich
vorkommt, bedenken Sie, daß durch Visualisierungsübungen krebskranke Kinder ihr Leiden besiegt haben! Es ist
wichtig, sich Zeit zu nehmen und zu versuchen, die Energie
des Baumes zu spüren. Formulieren Sie Ihr Anliegen verbal
oder mental, und konzentrieren Sie sich ganz auf das Baumprinzip und Ihr Anliegen. Sie können an diesem Zeitpunkt
auch Affirmationen einsetzen und das Unterbewußtsein ansprechen.

Konzentrieren Sie sich danach und versuchen Sie herauszufinden, ob Sie irgendwelche Veränderungen wahrneh-

men. Vielleicht kommt Ihnen plötzlich ein blendender Einfall, es wir Ihnen leichter ums Herz, oder Sie fühlen sich wacher, bewußter. Wie auch immer, bleiben Sie in der Überzeugung, daß Sie mit dem Baum und seinem Prinzip verbunden sind und seine Energie Ihnen helfen wird.

Kombinierte Essenzen

Neben den Holzessenzen, die jeweils einen bestimmten Baum repräsentieren, können auch Essenzen ganz nach dem Bedarf des Anwenders kombiniert und individuelle Mischungen hergestellt werden. Diese Mischungen müssen aber mit reinen Essenzen gemacht werden, weil sich sonst auch die ätherischen Öle zu einem undefinierten Duft und die Farben zu einer vielleicht wenig ansprechenden Verbindung vermischen würden. Neben den individuellen Mischungen, die bei uns bestellt werden können, haben wir auf Anregung von Anwendern und Therapiepatienten einige fertige Kombinationen entwickelt, die ein recht breites Spektrum abdecken.

»Prüfungsangst«

Die Angst, in einer Prüfungssituation zu versagen, ist symptomatisch für unsere Leistungsgesellschaft und eine Hauptursache, warum viele Menschen einen Beruf haben, der ihnen gar nicht entspricht.
Wenn ein Mensch unter Angst und Stress etwas tun muß, weil er zum Beispiel dazu gezwungen wird oder sich selbst unter Druck setzt, blockiert er über fünfzig Prozent seiner Energie. Diese Blockade entstammt der natürlichen Angst

vor dem Neuen (Reservation des Körpers von Fluchtenergien), aber auch der persönlichen Frustration über die eigenen Schwierigkeiten oder das eigene Versagen.

Die Essenzmischung »Prüfungsangst« hilft in allen Situationen, in denen wir unter Druck etwas leisten müssen. Prüfungen, Neuanfänge, Umzüge, öffentliches Auftreten, eine neue Aufgabe oder Eintritt in einen neuen Lebensabschnitt (auch für Sterbende). Diese Essenz enthält Ahorn gegen die Angst, Ulme, damit wir mit allen unseren Fähigkeiten verbunden sind und gut kommunizieren können, und Lärche, damit wir die Prüfung mit Leichtigkeit schaffen. Sie ist gelb eingefärbt, weil Gelb das Selbstbewußtsein stärkt, uns in die Mitte stellt, mit den mentalen Fähigkeiten verbindet und die notwendige Leichtigkeit vermittelt, um durchzuhalten.

»Schock/Stress«

Wenn sich das menschliche Bewußtsein nicht an die unendliche Realität halten kann, klammert es sich an die Zeit – die Illusion einer linearen Abfolge der Geschehnisse. Zeit ist also eine Bewußtseinsfrage. Da die Schwingungsfrequenz zunimmt, beschleunigt sich auch das Zeitempfinden, und die Folge ist ein Gefühl der Überforderung – Stress. Und negativer Stress ist in der heutigen Gesellschaft eine Hauptursache für Krankheiten.

Ein Schockzustand – vom kurzen Schreck aufgrund einer knallenden Tür bis zu ganz schwerwiegenden Schocks nach Gewalttaten, Folterungen, Unfällen oder schweren operativen Eingriffen – bewirkt einen Zusammenzug des Körpers und in bestimmten Teilen des Körpers eine Stockung des Energieflusses. Dies ist dann die Voraussetzung für die physische Manifestation, die Symptom genannt wird. Und diese Energieblockaden, ob sie bewußtseinsmäßig von innen durch Stress oder durch einen äußeren Umstand herbeigeführt sind, werden durch die Essenz »Schock/Stress« wieder zum Fließen gebracht. Die Essenz enthält Ahorn, um die Angst einzudämmen, Ulme, damit die gestauten Energien sich aus der Erstarrung lösen und in Bewegung kommen, und Linde, damit die zerstreuten Teile wieder zusammenfinden. Die Wirkung der Essenz wird durch die Farbe Orange verstärkt. Auch Orange setzt die zerstreuten Energien wieder zusammen und bringt erstarrte Energien in Bewegung.

»Rescue«

Im Grunde genommen gehören die »Schock/Stress«- und »Rescue«-Essenz zusammen, und sie sollten nacheinander verwandt werden, weil sie sich von der Wirkung ergänzen. Es scheint nur so, daß Krankheiten von innen kommen, Verletzungen und Unfälle einen aber »zufällig« (im Sinne von Unglück und Pech) von außen treffen. Die Außenwelt ist der Spiegel des inneren Zustands, und Verletzungen, vom Schnitt mit dem Rüstmesser bis zu Knochenbrüchen, sind Resultate von geistiger und seelischer Verwirrung und im Grunde genommen auch blockierte oder verirrte Energien. Die »Rescue«-Essenz unterstützt die Heilung solcher Verletzungen, auch seelischer Art. Und zwar geht es primär um die Unterstützung des Heilungs*prozesses*. Die Essenz enthält Linde, damit die verletzten Teile wieder zu ihrer ursprünglichen Ganzheit finden, Lärche, damit wir die Kraft haben, gesund zu werden, und uns nicht sorgen, und Birke, damit die Heilung in Schönheit geschieht, keine unharmonischen Narben entstehen und wir den Unfall auch annehmen und akzeptieren können. Die Essenz ist blauviolett für Heilung und Ganzheit. Blauviolett tröstet, stärkt, beruhigt und hilft, den höheren Sinn und Zweck zu erkennen.

»Joy« (Freude)

Die Kombinationsessenz für Freude und Lust ist auf ganz eigenartige Weise entstanden. Eine Anwenderin, die das vollständige Set aller Essenzen gekauft und ausprobiert (vermutlich gemischt) hatte, stellte eine starke aphrodisische Wirkung fest und wollte wissen, welche Essenz denn nun die Liebestropfen enthalte. Wir konnten uns eine aktivierende Wirkung sehr wohl vorstellen und zurückverfolgen, welche Baumessenzen in welcher Kombination sich auf die Libido auswirken können.

Jeder Baum ist selbst ein Symbol für Vitalität und Fruchtbarkeit. Bäume versprühen alljährlich Millionen Tonnen von Blütenstaub und Samen. Sie sichern so ihre Fortpflanzung und – wohl ungewollt – auch die Verbreitung der Pollenallergie. Allergien haben in den letzten Jahren die höchste Zuwachsrate aller Krankheitsbilder. Interessant ist, daß viele Fachleute die Pollenallergie mit dem Verhältnis zur Sexualität in Zusammenhang bringen. Das Unbewußte funktioniert im Gegensatz zu Verstand und Bewußtsein nicht logisch und chronologisch, sondern ausschließlich symbolisch und bringt zu einer Erfahrung immer auch die Polarität, also den Gegensatz, ins Spiel. Pollen funktionieren als Geschlechtssymbole wie auch als Staub und »Schmutz«. Das könnte heißen, daß auch das menschliche Tiefenbewußtsein Sexualität und Schmutz als zwei Seiten der gleichen Medaille interpretiert.

Wie innen, so außen. Sexualität und der Umgang mit dem

Geschlechtstrieb ist in unserer Gesellschaft eines der großen Problemthemen. Kein Wunder, haben doch die Kirchen das Geschlechtsleben über Jahrhunderte schlechtgemacht und mit dem Teufel und einem schlechten Gewissen in Verbindung gebracht. Die Unterdrückung einer Energie, wie in diesem Falle des Geschlechtstriebes, führt zwangsläufig dazu, daß die Energie in andere Bahnen fließt (Kompensation) oder sich einen eigenen Ausweg sucht (Exzeß). Diesem Umstand verdanken wir unzählige Kathedralen, monumentale Werke, aber auch viele Kriege. Menschen, die mit ihrem Körper und seinen Bedürfnissen verbunden sind, die sich einander verbunden fühlen, eins sind, zetteln keine Kriege an. Sie haben auch nicht den Ehrgeiz, Paläste zu errichten, während andere verhungern. Ausgeglichene Menschen lassen sich aber weniger gut führen und bevormunden, insofern ist der Gesundheitsanspruch in einer machtorientierten Gesellschaft wohl immer relativ.

Der anderen Seite, der exzessiven Sexualität, sind wir täglich über die Massenmedien und Werbemaßnahmen ausgesetzt. Der Reiz einer Sache läßt sich im wahrsten Sinne des Wortes am besten über unterschwellige oder plumpoffensichtliche Verbindungen zum Lustbereich verkaufen. Wo die körperliche von der emotionalen und geistigen Intimität getrennt ist, tendiert das Sexualverhalten dazu, zur Konsumware und zum Exzeß zwischen Gier, Brutalität und Selbstbestrafung abzugleiten. Die Sexualität ist wohl wie kein anderer Bereich mit Mißverständnissen behaftet und im Tiefenbewußtsein verankert. Die Holzessenzen, vor allem die Mischung »Joy/Freude«, helfen, die Sexualität als das einzuordnen, was sie ist: ein Teil unseres Lebens! Ein Grundbedürfnis, dem wir unterworfen sind wie Hunger, Durst und Schlaf, das uns die intensivsten Gefühle erleben läßt, uns entspannt, Kraft gibt und uns glücklich sein läßt.

Unsere Welt ist im Umbruch, auch bewußtseinsmäßig. Die Anhebung der Schwingungsfrequenz wird sich auch auf unsere Beziehungsstrukturen auswirken. Immer mehr Menschen entdecken ihren gegenpolaren Teil in sich selbst – Frauen werden sich ihrer männlichen Anteile bewußt und Männer ihrer weiblichen. Wir werden androgyn, mehr Mensch im Sinne von Vollkommenheit. Je größer die Harmonie und Einheit einer Person, um so mehr rückt der losgelöste Aspekt der Sexualität in den Hintergrund und an die richtige Stelle als physische Konsequenz von emotionaler und geistiger Verschmelzung. Die wahre sexuelle Revolution bedeutet, seine Ganzheit in sich selbst zu finden. Und das erscheint gefährlich. Sexualität, die sich den Konfrontation entzieht, muß doch langweilig und schal sein. Die Schöpferkräfte haben diejenigen Aspekte, die wir am wenigsten annehmen können, in weiser Voraussicht ins andere Geschlecht verbannt und sie so attraktiv gemacht, daß wir kaum an ihnen vorbeigehen können. Kneifen nützt nichts. Die größte Erfüllung wartet auf uns, wenn wir das in uns aufnehmen, was wir am wenigsten ausstehen können und wovor wir uns am meisten fürchten. Das erreicht man nur in einer stabilen Beziehung, nicht durch sexuelle Eskapaden! In erfüllender Sexualität steckt eine Portion Angst vor dem Gegenpol, dem wir uns öffnen und ausliefern durch das Vertrauen in den Partner, der uns liebt, und gleichzeitig eine Portion Schmerz, ausgelöst durch die Konfrontation mit unserem ärgsten Feind, den der Partner stellvertretend darstellt. Sexualität lebt durch die Polarität. Die größte Spannung entfaltet sich zum Gegenteil, und das kann ein Problem sein. Einerseits haben wir den Wunsch, mit unserem Gegenteil zu verschmelzen, andererseits fürchten wir uns, uns zu sehr darauf einzulassen. Diese Angst und den Schmerz durch spezielle Sexualpraktiken substituieren zu wollen bewirkt aber genau das Gegenteil, statt konstruktiver Integration findet eine destruktive Verlagerung nach außen statt.

Diese Hintergründe sind wichtig, um die Wirkung von »Joy« zu verstehen. Ziel ist nicht eine physische Potenzsteigerung, sondern Freude und erfüllte Sexualität im Ursprung zu erfassen und die blockierten Sexualenergien zum Fließen zu bringen. Die Enertree-»Joy«-Tropfen helfen, offener zu werden für diese spezielle Art der Kommunikation, den Mut zu haben, aufeinander zuzugehen, sich den eigenen Gefühlen hinzugeben, den alles kontrollierenden Verstand loszulassen und einfach zu genießen, anzunehmen. Die Farbe der Essenz ist Rubinrot, was besonders die unteren Energiezentren anregt. Rot steht für Mut, Kraft zu tun, was man will, und Leidenschaft.

7 Enertree im täglichen Leben

Holz ist in fast allen Kulturen und seit Jahrtausenden ein wichtiger Bestandteil des täglichen Lebens. Interessant sind die unterschiedlichen Betrachtungsweisen, die je nach Weltbild den Bäumen und Hölzern anhaften: Im materialistischen Weltbild hat Holz als geschnittener Teil des Baumes überwiegend eine Bedeutung als Nutz- und *Werk*stoff. Im holistischen Weltbild bekommt Holz wegen seiner energetischen Ausstrahlung noch zusätzlich einen Stellenwert als *Wirk*stoff. Und daß dies weit mehr als ein schönes Wortspiel ist, möchten wir im folgenden ausführen. In diesem Kapitel geht es vor allem um die Anwendung der Erkenntnisse von Enertree im Alltag, und im nächsten Kapitel zeigen wir die Erfahrungen von rund zwei Jahren in den Bereichen Persönlichkeitsentwicklung und Therapie.

Holz als Nutz- und Werkstoff

Bis heute werden in fast allen Anwendungsgebieten der Holzfabrikation Hölzer vor allem nach Kriterien der Verwendbarkeit, Verarbeitbarkeit und Ästhetik, kaum aber nach energetischem und seelischem Nutzen ausgewählt. Die Hauptursache liegt sicher darin, daß die umfassende und in diesem Buch beschriebene Wirkung der Hölzer weitgehend unbekannt ist und sich in gewohnte Denkmuster schlecht einordnen läßt. Ein weiterer Grund ist die unzureichende Vernetzung der verschiedenen Wissensgebiete.

Bei oberflächlicher Betrachtung scheinen die Gedanken und Erkenntnisse von Heilern mit dem Bau von Häusern oder der Herstellung von Möbeln wenig zu tun zu haben. Wenn es sich aber um Holz, die energetische Auswirkung und gar Aufschlüsselung der Wirkungen dreht, drängt sich ein Schulterschluß und ein Wissenstransfer zur holzverarbeitenden Industrie geradezu auf.* Es ist durch verschiedene Untersuchungen und Studien erwiesen, daß die Materialien der Umgebung und Materialien, mit denen man täglich arbeitet, einen erheblichen Einfluß auf die Konzentrations- und Leistungsfähigkeit, die Arbeitsqualität und das Wohlbefinden haben. Namhafte Forscher, Wissenschaftler und Ärzte haben nachgewiesen, daß selbst kleinste Energiequanten Wirkung auf den Menschen haben, sofern es die geeigneten und richtigen im Sinne von blockadenauflösenden Schwingungen sind. Sie haben gewissermaßen eine »Schlüsselfunktion«. Darum finden auch alternative Ansätze zur Raumgestaltung in medizinischen Kreisen, vor allem in den letzten Jahren, immer mehr Anerkennung; die Bau- oder Möbelindustrie aber ist von diesen Erkenntnissen weitgehend unberührt geblieben. Decken, Wände, Fußböden oder Gegenstände wie Stühle, Tische oder Betten können uns beeinflussen, aufbauen oder schwächen, je nach Art und Qualität des entsprechenden Materials. Unter den Sammelbegriffen »gesundes Wohnen«, »Baubiologie« oder »Bauökologie« sind in dieser Hinsicht wichtige erste Schritte gemacht worden, und die Ansätze zielen vor allem auf

---

* Industriekonzerne sind dabei, beispielsweise die energetischen Wirkungen von Farben oder Tönen zu erforschen, und es bestehen einige strategische Allianzen auf Forschungsebenen zum Beispiel zwischen der Pharma- und der Nahrungsmittelindustrie, um als Synergie intelligente Lebensmittel (Praxisbeispiel: ein Kopfsalat gegen Kopfschmerzen) anbieten zu können.

den umwelt- und menschverträglichen Umgang mit Baumaterialien, Gebäuden und Infrastrukturen – also die Vermeidung von Materialien, die den Menschen schaden können und die Umwelt belasten, und den bewußten Einsatz von Produkten, die für den jeweiligen Anwendungszweck am sinnvollsten und effizientesten sind.

In den letzten Jahren hat die uralte chinesische Ökokunst Feng-Shui oder Geomantie auch in unseren Breitengraden große Verbreitung gefunden. Feng-Shui geht davon aus, daß es unterschwellige Wechselwirkungen zwischen dem Menschen und seinem Lebensraum gibt und daß eine unvorteilhafte Wohnlage oder Wohnraumgestaltung das seelische Gleichgewicht der Bewohner stören und ihre Lebensenergie schwächen können.* Vom theoretischen Verständnis ist das so einleuchtend, daß man es schon als Binsenwahrheit bezeichnen möchte. Im Verständnis der Planer und Handwerker in der Praxis sind solche Erkenntnisse aber noch viel zuwenig ausgeprägt. Wenn auch die grundsätzliche Bereitschaft für gesundes Wohnen überall anzutreffen ist, bleiben die praktischen Konsequenzen unter dem Kosten- und Termindruck der meisten Projekte weitgehend auf der Strecke.

Wir möchten im folgenden am Beispiel des Wohnbereichs aufzeigen, wie sich mit einem bewußten und gezielten Einsatz von Holz die energetische Wirkung auf die Bedürfnisse der Bewohner abstimmen und das Wohlbefinden steigern läßt, und zwar nachhaltig und ohne große zusätzliche Kosten.

---

* Vgl. Rossbach, Sarah: *Feng-Shui. Die chinesische Kunst des gesunden Wohnens*, Knaur-Tb. 76073.

Angenommen, Sie wollten für sich und Ihre Familie ein
Haus bauen bzw. umbauen und Sie wollten von uns Emp-
fehlungen, mit welchen Hölzern Sie Ihren Innenraum gestalten (lassen) sollen. Die erste Frage eines verantwor-
tungsvollen Architekten oder Innenarchitekten sollte nach
den Bedürfnissen der Bewohner zielen, also: »Wie wollen
Sie sich in Ihrem Haus fühlen? Wo liegen Ihre (energetischen) Bedürfnisse, und wie soll das Haus Ihre Familie unterstützen?« Natürlich sind dabei auch die praktischen, physischen Bedürfnisse wie Raumaufteilung, ergonomische Ge-
staltung und optische Aspekte wichtig, bei denen Feng-Shui
viele zusätzliche wertvolle Erkenntnisse liefert. Wir konzentrieren uns in diesem Kontext auf die Dimension der see-
lisch-geistigen Ebene, die sich durch den Holzeinsatz konstruktiv steuern läßt.

Mit unseren heutigen Kenntnissen würden *wir* (da wir Ihre
genauen Bedürfnisse noch nicht kennen) für das Wohnzimmer, das Begegnungszentrum, ein Holz wählen, das den
Zusammenhalt und den Gemeinschaftssinn der Familie unterstützt – Linde! Manchmal reicht es schon aus, wenn der
Tisch, Details am Tisch oder die Wände in der Nähe des Tisches, wo die Familie täglich zusammensitzt, aus Lindenholz
sind. Natürlich sollten im Wohnzimmer neben Harmonie
auch Entspannung und Fröhlichkeit möglich sein. Also würden wir Ihnen zum Entspannen und Genießen Lärchenholz
empfehlen und für die Fröhlichkeit Kastanie. Unserer gemeinsamen Kreativität wären kaum Grenzen gesetzt. So
könnte man in den Fußboden von der Haustür und Diele
zum Wohnzimmer eine Einlage aus Ahornholz vorsehen,
damit sich beim Betreten des Hauses eine angenehme Atmosphäre einstellt und in den Wohnraum weiterzieht.

In der Küche, wo Kreativität gefragt ist, würden wir uns für Eiche und Esche entscheiden, und falls sich dort noch eine Sitzecke befindet, würden wir wiederum Kastanie für Stimmung und Fröhlichkeit einsetzen. Für die Abstellflächen wäre Ulmenholz genau das richtige. Die Ulme bringt Bewegung und sorgt dafür, daß schmutziges Geschirr nicht allzu lange liegenbleibt. Falls eine Treppe den Wohn- und Schlafbereich verbindet, könnte diese aus Lärche sein, damit wir sie immer mit Leichtigkeit begehen können. Es ist sogar möglich, eine Klangtreppe zu produzieren, die einzelnen Stufen wie ein Instrument zu stimmen und störende Trittgeräusche in wohltönende Klänge umzulegen.

Im Schlafzimmer ist Abstand zum Alltag gefragt, damit die Aufgaben und Sorgen uns nicht in den Schlaf begleiten. Buchenholz schafft diese Abgrenzung hervorragend. Weil wir uns im Schlaf gut regenerieren möchten und Verbindung zu unseren höheren Bewußtseinsschichten suchen, sollten wir im Schlafbereich auch Ahornholz vorsehen. Und um den Übergang vom Arbeitsalltag in den Schlaf sicherzustellen, das sorglose Genießen und das einfache Zusammensein mit dem Lebenspartner, können wir ebenso energetische Unterstützung gebrauchen. Also würden wir für das Bett eine Verbindung von Lärche und Birke vorschlagen. Die Lärche gibt die Leichtigkeit, und die Birke hilft zusätzlich, daß Menschen die Projektion vergessen und sich so annehmen, wie sie sind. Aus diesem Grund könnte der Schminktisch oder mindestens der Rahmen des Spiegels aus Birkenholz sein, damit frau sich immer schön findet und zufrieden mit sich selbst ist. Dies wäre sicherlich auch ein Vorteil für die übrigen Familienmitglieder, weshalb wir generell gerne Birkenholz im Badezimmer und Pflegebereich einsetzen.

Bei den Kinderzimmern sollten wir sehr individuell vorgehen, abklären und überlegen, welchen Charaktertyp jedes

Kind repräsentiert, was seine größten Schwierigkeiten sein könnten und welches Potential aus ihm herauswachsen möchte. Bei der Abklärung kann ein Geburtshoroskop, ein Radiästhet oder ein Kinesiologe behilflich sein, oder es können direkt andere Diagnoseinstrumente, wie zum Beispiel die Enertree-Hölzer selbst, hinzugezogen werden. Bei Kleinkindern können wir aus Erfahrung nur empfehlen, die Hölzer der Wiege und des direkten Umfeldes mit Bedacht zu wählen. Kleinkinder sind noch stark mit der Astralwelt verbunden, sehr offen gegenüber allen Einflüssen, und sie können sich noch nicht sehr genau artikulieren. Folgende Mischung von Hölzern und Holzenergien hat sich in der Praxis bewährt: die mütterliche Linde, damit das Kind sich nie verlassen fühlt und weiß, daß immer jemand in der Nähe ist; die Kiefer (Föhre), damit es von Anfang an das Gefühl hat, hier auf die Erde und in Ihre Familie zu gehören; und auch Lärche, damit es weiß, daß alles gelingen wird, und sich nicht überfordert fühlt.

Wenn Sie einen Hund haben oder wollen, sollten Sie eine Hundehütte aus Linde und Buche in Betracht ziehen oder einen Ort in der Nähe dieser Energien auswählen. Diese Energien machen Hunde friedlich und ausgeglichen.

So könnte ein Holzkonzept für ein Haus oder eine Wohnung aussehen. Natürlich macht es nicht immer Sinn, feste Umbauten vorzusehen. Wenn Sie aber vor der Frage von neuen Einrichtungen und Möbeln stehen, lohnt es sich doppelt, die Materialien nicht nur nach ästhetischen oder materiellen, sondern auch nach energetischen Gesichtspunkten auszuwählen. Auf diese Art läßt sich auch die energetische Ausstrahlung von Decken, Wänden, Tischen und Stühlen nachträglich verstärken, denn die Materialauswahl hat eine weit stärkere Bedeutung und einen Einfluß auf die individuelle Lebensqualität, als die meisten Menschen gemeinhin annehmen. Dieser Einfluß ist nicht unbedingt vordergründig, sondern besteht in einer unterschwelligen Wirkung, die zu einer nachhaltigen Programmierung des physischen Daseins führen kann. Diese Wirkung haben nicht nur feste Einrichtungen, sondern in unterschiedlichem Maße auch alle Gebrauchs- und Kunstgegenstände aus Holz.

Möbel

Wenn Sie die Kataloge der Möbelhersteller durchblättern, finden Sie oft nicht einmal genaue Angaben, um welches Holz, welche Qualität und Herkunft es sich handelt. Manche schreiben zwar, durch die grüne Welle beflügelt, »Natur-Fichte«, »massiv Kiefer (Föhre)« oder »echt Eiche«, aber damit erschöpfen sich die Informationen. Bei Nachfragen, ob ein bestimmter Tisch nicht auch in anderen Holzqualitäten erhältlich sei, zum Beispiel Kastanienholz, oder ein Bett in Ahorn- oder Birkenholz, kommen immer wieder die Hinweise, solche Hölzer seien zuwenig dauerhaft oder aus anderen Gründen zur Möbelherstellung nicht geeignet. Immer noch basieren die Fertigungskonzepte auf physischen Aspekten wie Stabilität, Ergonomie, Design oder Tiefpreis, die als Bedürfnisse der Verbraucher angenommen werden. Die unterschwelligen energetischen Bedürfnisse und Möglichkeiten sind (noch) nicht bekannt, und darum werden sie auch nicht berücksichtigt.

Ein Möbelstück erfüllt einen praktischen Zweck. Es hat aber auch einen energetischen Nutzen, ob man daran glaubt oder nicht. Und mit diesen energetischen Tücken haben wir schon unsere liebe Erfahrung gemacht. Dazu ein Praxisbeispiel: Eine Partnerfirma hatte vor Jahren für eine Messe Möbelprototypen in neuen Materialien gefertigt. Ein ästhetisch gelungener Tisch hatte die Eigenart, daß er nach einer gewissen Zeit aufgrund der Materialzusammensetzung Streitgespräche in der Tafelrunde auslöste. Stellen Sie sich vor, Sie hätten diesen Tisch als Familieneßtisch in Ihrem Wohnzimmer – oder einen Wirt, der diesen Tisch als Grundlage für seinen Restaurantumbau verwenden und ihn vielleicht sogar als Stammtisch einsetzen wollte. Trotz überzeugender physischer Qualitäten ist ein solcher Tisch nicht praxistauglich, weil er die ureigensten Bedürfnisse des Menschen nach Entspannung, Ruhe und Ausgeglichenheit nicht erfüllt.

Dank dem Wissen um die Baum- und Holzenergien und ihre Wirkung auf den Menschen ist eine neue Möbelgeneration entstanden: Massivholzmöbel aus mondphasengeerntetem Holz in der von Ihnen gewünschten Holzqualität (Bezugsquelle siehe Anhang). Solche Möbel vereinen ein umfassendes ökologisches Materialkonzept mit Grundformen und Maßen, die sich in den Gesetzmäßigkeiten des Kosmos, in den Bewegungen der Sterne, den Formen der Natur und der Mathematik widerspiegeln. Diese jahrtausendealten Grundformen sind natürlich mit dem funktionalen und ästhetischen Empfinden unserer Zeit verbunden, und sie wirken als natürlicher Verstärker der Holzenergien. Jedes Möbelstück strahlt die Energie des Materials aus, aus welchem es gefertigt wurde. Deswegen wird ausschließlich Holz von Bäumen aus einem funktionierenden Ökosystem verwendet, und die Stämme werden bei bestimmten Mondphasen geschlagen, welche einen entscheidenden Einfluß auf den momentanen Wuchszustand des Baumes haben. Daß dies keine »Ökomanie« ist, beweisen die fertigen Möbelstücke: Zum richtigen Zeitpunkt geerntete Baumstämme befinden sich in absoluter Saftruhe, und dadurch ergeben sie später nach ausgiebiger Lagerung ruhige und ent-

Tabelle 5:
Das Bett, verschiedene Holzqualitäten und Auswirkungen

Holzqualität	Effekt oder Empfehlung
Ahorn	Für ängstliche Menschen, die unter einem Schock leiden oder viele traumatische Erlebnisse verarbeiten müssen.
Birke	Für Menschen, die nach Unabhängigkeit streben und lernen wollen, sich selbst wichtig zu werden, oder Menschen, die sich äußerlich nicht schön finden.
Buche	Für Menschen, die abschalten, sich mit ihrem Sein verbinden und innere Reinigung, Ruhe und Erholung finden wollen.
Kastanie	Für ernste Menschen, die Heiterkeit, Freude, Lust und Humor suchen.
Tanne (Fichte)	Für Menschen mit Rückenproblemen, denen es an Lebendigkeit fehlt.
Walnußbaum	Für Menschen, die sich selbst suchen und sich finden wollen.

Tabelle 6:
Der Tisch, verschiedene Holzqualitäten und Auswirkungen

Holzqualität	Effekt oder Empfehlung
Linde	Wir finden zusammen und sind eine Familie.
	Geeignet für Eßtische, Stammtische und Besprechungstische in Unternehmen, besonders empfehlenswert ist eine runde Form.
Kastanie	Geselligkeit, Humor, Heiterkeit.
	Geeignet für den Familientisch oder gemütliche Kneipen. In südlichen Regionen sind die Tische in den Grotti (Tessiner Weinschenken) teilweise aus Kastanie.
Ulme	Kommunikation, Kreativität, Organisation.
	Geeignet als Arbeitstische in Forschungs- und Entwicklungsabteilungen oder Werbeagenturen.
Eiche	Gerechtigkeit, Verantwortlichkeit, ich lerne, alles als gut anzunehmen.
	Geeignet für Gerichtssäle.
Lärche	Ich schaffe meine Arbeit spielend.
	Als Arbeitstisch.
Ahorn	Ich bin mit meinem Höchsten verbunden. An einem Ahorntisch werde ich nicht zuviel essen, trinken und auch nicht rauchen. Ich werde Maß halten.
	Ungeeignet für Wirtshäuser...

spannte, riß- und verzugsfreie Möbelstücke mit phantastischer Energieausstrahlung.

Um Ihnen eine Auswahl an Tips und Anregungen zu geben, wie Ihre Möbel Sie energetisch unterstützen könnten, haben wir in den Tabellen 5 und 6 anhand des Betts und des Tischs einige Möglichkeiten aufgelistet.

Da die meisten Menschen ein Drittel ihres Lebens im Bett verbringen, ist dieses Möbel also vorrangig geeignet, uns mit seiner Materialart quasi im Schlaf zu unterstützen; deswegen hat nicht nur der Betteninhalt, sondern auch die Materialqualität (Kopfende, Fußende, Seiten oder Unterbau) einen besonderen Stellenwert und unterschiedliche Auswirkungen, wie Tabelle 5 zeigt.

Ebenso verbringen wir viele Stunden unseres Lebens an Tischen und sind uns meist nicht bewußt, wie die Holzqualität des Tisches uns und die Mitmenschen beeinflussen kann. Tabelle 6 zeigt, nach welchen Kriterien man sich die Holzart für einen Tisch aussuchen kann.

Andere Gebrauchsgegenstände

Neben den Möbeln aus Holz verwenden wir noch eine Vielzahl von Gebrauchsgegenständen bei der Arbeit in Haus und Garten, die ganz oder teilweise aus Holz sind. Mit der Wahl der geeigneten Hölzer läßt sich der Primärzweck und der Nutzeffekt auf natürliche Weise noch verstärken. Einige Möglichkeiten wären:

– Kämme, Bürsten nicht aus Buche, sondern aus Birke, sie schmeichelt dem Haar.
– Spiegelrahmen und Fotorahmen aus Birke, alles erscheint schöner darin.

- Bleistifte aus Lärche, es schreibt sich leichter, oder für Kreative aus Ulme, sie verbindet uns mit vielen Ideen.
- Zeichenbretter waren früher aus Lindenholz, damit man die Vorlage mit Reißnägeln befestigen konnte. Heute verwenden die meisten Zeichner Tesabänder, so daß man auch anderes Holz dafür verwenden kann, zum Beispiel Ulme.
- Rüstbretter in der Küche und Kochlöffel aus Ulme für die Kreativität und damit sich das Kochgut besser bewegen läßt, oder aus Tanne, damit die Speisen mit Liebe gekocht werden.
- Kerzenständer aus Tanne oder Esche: sie repräsentieren das Licht.
- Übertöpfe für Pflanzen, Stiele und Griffe von Arbeitsgeräten aus Lärche, damit man die Arbeit leichter schafft usw. ...

Holz als Wirkstoff

Anwendungen der Holzessenzen in der Kosmetik

Die Holzessenzen unterscheiden sich vom Holz dadurch, daß ihre Energien feiner sind und in Mischungen besser dosiert werden können. Durch die flüssige Form ergibt sich auch eine Fülle von zusätzlichen Anwendungen. So ist es beispielsweise nur ein sehr kleiner und logischer Schritt von der Anwendung der Holzenergien in Holzessenzen zur Anwendung dieser Energien in der Kosmetik und Körperpflege, denn auch hinter der Schönheit steht die Ausstrahlung der Seele. Viele Störungen der Haut kommen von inneren Disharmonien. Wahre Schönheit ist nicht nur äußerlich, sondern ein Spiegel des Seelenzustandes. Schönheit ist nicht einmal nur von der individuellen Physiognomie des einzelnen Menschen abhängig. Das, was einen Menschen in Wirklichkeit schön erscheinen läßt, ist die Ausstrahlung seines Wesens. Das sind Selbstwert, Selbstannahme, Offenheit, Fröhlichkeit, Harmonie, Liebe, Originalität, Mitgefühl, Unabhängigkeit usw. Der Seinszustand formt und durchstrahlt unser Äußeres. Insofern könnte man den Körper als das »gefrorene Bild der Seele« bezeichnen. Das, was uns fehlt, und das, worauf wir stolz sind, das gefällt uns auch an anderen Menschen gut, und das finden wir schön. Was uns an der eigenen Person mißfällt und was wir unterdrücken, das mißfällt uns an unserem Umfeld. Weil jeder Mensch einzigartig ist, haben verschiedene Menschen auch sehr unterschiedliche Vorstellungen, was Schönheit betrifft. Was dem einen gefällt, mißfällt dem anderen. Daß es in den jeweiligen Kulturkreisen trotzdem etwas wie einen gemeinsamen Nenner gibt, also Kriterien, die viele Menschen miteinander teilen, liegt daran, daß wir als Individuen auch Teil des Kollektivs sind und von diesem Kollektiv beeinflußt werden. So ist das vorherrschende Schönheitsideal der Gesellschaft abhängig von den Idealen, die mehrheitlich im Kollektiven (Unbewußten) vertreten sind. Weil sich diese Ideale von Zeit zu Zeit ändern, ändert sich auch unser Schönheitsempfinden. Das Ideal ist keineswegs immer nur positiv, meist enthält es viele negative und destruktive Elemente. Das Ideal ist einfach das, womit sich der Mensch innerlich auseinandersetzen will oder (vom Schicksal her gesehen) muß. Wenn wir also das Äußere, die Form, die Bewegung eines Menschen schön finden, bewundern wir in Wirklichkeit seine Seele.

Wir können nicht jederzeit dem vorherrschenden Schönheitsideal entsprechen, oder wir wollen es auch gar nicht.

Aber das ist noch lange kein Grund, sich häßlich oder abstoßend zu finden. Wir können uns tief innerlich selbst annehmen, so wie wir sind, und das bedeutet, daß auch die Außenwelt uns annimmt und, wenn nicht schön, dann zumindest interessant und faszinierend findet. Schönheit hat daher viel mehr mit der seelischen Entwicklung und Reife (Selbstannahme, Selbstwert usw.) zu tun als mit äußerlichen Pflegemitteln und -prozeduren wie Masken, Cremes und Inhaltsstoffen. Jeder Mensch, der an seiner inneren Entwicklung arbeitet, wird erfahren, daß sich nicht nur sein Äußeres zu seinem Vorteil mit verändert, sondern auch die Außenwelt positiver auf ihn reagiert.

Natürlich hilft auch die Kosmetik dem Menschen, sich zu entfalten. Ihr Wirkungsansatz verläuft aber umgekehrt: von außen nach innen. Dies funktioniert, wenn auch in indirektem Maße. Wer Menschen hilft, sich anzunehmen, auf welche Weise er auch immer das tut, hilft ihm, sich zu entwickeln. In der neuen Methode der Farb- und Stilberatung sehen wir schon eine erste Tendenz in dieser Richtung. Eine weitere Stufe ist die Zumischung von Stoffen, die auf das Kleinhirn wirken und gewisse Gefühlszustände auslösen, zum Beispiel ätherische Öle oder auch Farben, die ebenfalls eine verhaltensbeeinflussende Wirkung haben. Wenn zu den kosmetischen Inhaltsstoffen noch die Enertree-Holzessenzen beigemischt werden, wirken die Kosmetikprodukte weit über die Persönlichkeitsentwicklung bis auf Seelenebene. Mit diesen zusätzlichen Anwendungen von Enertree eröffnet sich die Möglichkeit, die Entfaltung Ihres Inneren mit der Körperpflege zu verbinden und Ihren Wachstumsprozeß in die täglichen Routineabläufe einzubinden. Sie können sich beim Baden, Duschen, Haarewaschen (Haare sind wie Antennen) oder beim nachträglichen Eincremen mit der Kraft Ihres Baumes respektive des für Sie nützlichen

Baumprinzips verbinden, und Sie werden dann sowohl von der Baumkraft, der Farbe als auch den ätherischen Ölen, die das Baumprinzip verstärken, durch den Tag begleitet und unterstützt. Den verschiedenen Anwendungen sind kaum Grenzen gesetzt. Es ist durchaus möglich, zum Beispiel eine Schülerseife für Selbstbewußtsein und gegen Prüfungsangst zu fertigen oder Massageöle und Badezusätze, welche die Rehabilitation unterstützen. Wir wissen, daß sich das Gebiet der Kosmetik in Zukunft noch weit mehr mit dem Thema Seele, mit Beratung und Unterstützung befassen wird, und dadurch wird diese Industrie den Stellenwert wiedererhalten, den sie einst in alten, zum Teil sehr hoch entwickelten Kulturen einmal hatte.

Energy-Drinks

Ende der achtziger Jahre kamen im deutschsprachigen Raum die sogenannten Energy-Drinks in Mode, Drinks, denen man nachsagt, daß sie einem den nötigen Energiekick geben, um beispielsweise ganze Nächte durchzutanzen. Die süß-klebrigen Getränke haben eine klare, physische Wirkung auf das Wachbewußtsein, weil sie überdurchschnittlich viel Koffein und weitere Inhaltsstoffe haben, die als Verstärker wirken können. Eine Grauzone liegt hier in den Synergieeffekten der verschiedenen Inhaltsstoffe und Zutaten: Ob beispielsweise die Kombination von Koffein und Taurin die Wirkung von Koffein verstärkt, ist weitgehend unbekannt. Tatsächlich können solche Koffeinmengen für Menschen, die nicht an koffeinhaltige Getränke wie Kaffee oder Tee gewohnt oder gar koffeinempfindlich sind, nervöse Reaktionen auslösen. Im Extremfall können bei hohem Konsum Kopfschmerzen, Muskelzittern oder Herzrhythmusstörungen auftreten. Energy-Drinks haben auch eine starke psychische Wirkung im Sinne des Plazeboeffekts. Da der öffentliche Handel solcher »neuartiger Speziallebensmittel« in gewissen Ländern eine Zeitlang unzulässig war, entfaltete der Reiz des Verbotenen seine Wirkung. Je größere Mengen direkt importiert wurden, um so phantastischer wurden die Legenden, die sich um die Wirkung der Energy-Drinks rankten. Scheinbar gibt es einen großen Bedarf aus vielen Lebensbereichen für energiespendende Drinks. Im Sportbereich versucht man, solche Bedürfnisse beispielsweise durch isotonische Getränke zu decken. Für die Rehabilitation gibt es auch verschiedene Getränke, denen pflanzliche Stoffe, zum Beispiel Ginseng, zugemischt werden, die dann aber als Pharmazeutikum gelten können und nicht frei verkauft werden dürfen.

Wir haben uns intensiv mit diesem Thema beschäftigt, weil der Gedanke, auf Basis von Enertree einen Energy-Drink zu produzieren, nicht nur bei uns gereift ist, sondern auch an uns herangetragen wurde. Die Grundidee ist, einen Energiespender zu produzieren, der auf mehreren Ebenen konstruktiv wirkt. Auf physischer Ebene kann ein Mix von ausgewählten Früchten und Gemüsen eine belebende Wirkung erzielen. Unerwünschte Nebenwirkungen können keine auftreten, weil nur natürliche Inhaltsstoffe verwandt werden, die bekannt und unter dem Lebensmittelgesetz erfaßt sind. Die Zugabe von Enertree-Essenzen bzw. einer ausgewählten Mischung verschiedener Essenzen, etwa »Prüfungsangst« für den Sportbereich oder »Rescue« für die Rehabilitation, sorgt dann für den gewünschten Effekt auf der Seelenebene, den wir in diesem Buch schon ausführlich besprochen haben. Die bisherigen Versuche haben gezeigt, daß Enertree-Drinks eine völlig andere Wirkung als herkömmliche Energy-Drinks haben. Sie peitschen nicht auf,

sondern machen wach, indem sie das Empfinden und Bewußtsein klarer machen, Blockaden lösen und innere Ruhe
schaffen. Gleichzeitig stärken sie den Körper durch die
natürlichen Vitamine und Spurenelemente. Enertree läßt
sich natürlich auch mit isotonischen oder anderen bestehenden Getränken mischen, und die konstruktive Wirkung
sollte dieselbe sein.

Enertree für Tiere und Pflanzen

Die meisten Haustiere sind nach wissenschaftlichen Erkenntnissen weniger ausgeglichen, weniger intelligent und
widerstandsfähig als ihre wilden Artgenossen. Je länger eine Tierart in der für sie künstlichen menschlichen Gesellschaft lebt, um so deutlicher sind die Degenerationser-
scheinungen ausgeprägt. Am schlimmsten steht es bei Hund
und Schwein, die schon seit über zehntausend Jahren mit
Menschen zusammenleben. Aber auch beispielsweise die
Katze »leidet« unter der Zivilisation. Dies hängt damit zusammen, daß der Organismus eines Haustiers permanent
unterfordert ist. Diese körperlichen Degenerationen führen
wie beim Menschen zu Energieblockaden und denselben
Auswirkungen, teilweise sogar zu physischen Krankheiten,
was natürlich absolut nicht der Absicht des Haustierbesit-
zers entspricht. Durch Liebe, Pflege und hochwertiges Fut-
ter läßt sich die Lebensqualität für das Tier stark erhöhen,
unterdrückte Instinkte werden dadurch aber nicht gelöst,
höchstens kompensiert.
Mittels Enertree kann dieses Ungleichgewicht auf ursächli-
cher Ebene gedämpft und ausgeglichen werden. Da ein
Haustier seine Holzenergie nur in Ausnahmefällen durch
Eigendiagnose bestimmen kann, muß der Besitzer die Qua-

238

lität und Menge der Holzenergien festlegen. Das kann willkürlich und intuitiv geschehen oder bei Krankheiten über die Diagnose des Tierarztes (die nützliche Holzenergie kann dann über die Tabelle im Anhang gefunden werden). Es ist aber auch möglich, daß der Tierbesitzer für seinen Liebling die Hölzer auswählt, weil sich im Laufe der Zeit ein enges Verhältnis untereinander und damit ein winziges, morphisches Feld zwischen dem Tier und seinen Bezugspersonen entwickelt.

Bei Verletzungen des Tiers können wir Ihnen aus Erfahrung uneingeschränkt zuerst die »Schock«- und danach die »Rescue«-Essenz empfehlen – wie beim Menschen. In allen durchgeführten Behandlungen nach Verletzungen, das waren Eigenverletzungen, Bißwunden von anderen Tieren und Unfälle, konnten wir feststellen, daß der Heilungsprozeß überdurchschnittlich unterstützt werden konnte. Die Tiere haben sich sehr schnell erholt, und die Wunden sind rasch und sauber geheilt.

Selbstverständlich können Sie die Enertree-Hölzer und -Holzessenzen auch bei Pflanzen verwenden. Grundsätzlich haben wir eine Essenzmischung speziell für Pflanzen entwickelt, die wir »Enerleaf« genannt haben (engl. *leaf* = »Blatt«). Enerleaf eignet sich für alle Pflanzen und unterstützt auf allen Ebenen ihr gesundes Wachstum und Gedeihen. Die Wirkungen sind nachhaltig bis absolut erstaunlich. Unsere Orchideen blühen fast das ganze Jahr, Schnittblumen halten deutlich länger (wir haben mehrere Vergleiche durchgeführt), und kränkelnde Pflanzen haben sich rasch und nachhaltig wieder erholt. Das für uns Erstaunlichste war ein vermeintlich abgestorbener Kaktus, der braun und dürr in seinem Topf gestanden ist, bis er plötzlich – ohne direkte Behandlung und erkennenswerte Ursachen – wieder eine saftige und grüne Erscheinung hatte. Nach einigem

Suchen fand sich denn auch die Erklärung: Peter Salocher hatte einen Liter »Rescue« produziert, in eine Flasche abgefüllt und rund zwei Meter vom Kaktus entfernt zu Hause zwischengelagert. Und das hatte genügt, ihn »wiederzubeleben«.

Es ist nicht immer einfach, zu spüren, was die Bedürfnisse der Pflanzen sind oder worunter sie eventuell leiden. Darum haben wir für Sie in Tabelle 7 einige eindeutige Situationen mit der Empfehlung der passenden Holzenergien zusammengestellt.

Tabelle 7: Pflanzen, Situationen und Enertree-Empfehlungen

Situationen	Enertree-Empfehlungen
Neu erworbene Pflanzen	Kiefer, damit sie sich von Anfang an zu Hause fühlen
Ganz junge, kleine Pflanzen	Lärche, das gibt ihnen Mut zu wachsen
Pflanzen, die gerade wachsen sollen	Tanne, sie zeigt den kürzesten Weg
Für Blumen, die schöner werden sollen	Birke, Walnußbaum
Zur Aktivierung und Beschleunigung des Wachstums	Ulme
Pflanzen, die man beim Gießen gerne übersieht	Tanne
Pflanzen, die untereinander konkurrieren, sich »bekämpfen«	Linde
Pflanzen im Streß	Lärche und Ahorn
Gegen Schädlinge	Walnußbaum

8   Erfahrungen mit Enertree

Da wir beide seit rund zwanzig Jahren in der therapeutischen (Peter Salocher) und der organisationspsychologischen Praxis (Dieter Buchser) tätig sind, wollten wir Enertree von Anfang an in die Therapie und den Coachingprozeß einbeziehen, um Erfahrungswerte zu erhalten. Wann immer wir die Hölzer, Essenzen oder Anwendungen zeigen und beschreiben, ist sofort Interesse und Neugier spürbar. Wir werden den ganzen Tag von Reizen förmlich überflutet, und darum ist es doppelt auffallend, wenn Menschen kleine Veränderungen, wie ein Holzset oder ein Essenzfläschchen in der Ecke, sofort bewußt wahrnehmen und darauf ansprechen. Das mag mit der allgemeinen Öffnung des Bewußtseins, der sogenannten spirituellen Revolution, zusammenhängen, ganz sicher ist es aber auch die unterschwellige und gefühlsmäßige Wirkung von Enertree auf Menschen, die wir auch bei Kleinkindern und Tieren festgestellt haben.

In der therapeutischen Praxis ließ Peter Salocher Hunderte von Patienten ihr Holz auswählen und stellte Quervergleiche zu anderen Diagnosemethoden und den offensichtlichen Symptomen und Patientenbeschreibungen her. Das Erstaunliche war die fast durchgängige Übereinstimmung. Jeder wählte fast immer genau das Holz aus, welches seinen eigenen Typ (Persönlichkeitsbaum) oder die vorhandene Blockade darstellte. Die wenigen Abweichungen waren keine Fehldiagnosen. Im Gegenteil, sie wiesen nach genauerer Untersuchung auf tieferliegende ursächliche Disharmonien hin. Da Peter Salocher in der Lage ist, die Aura von Lebewesen wahrzunehmen, konnten wir die Resultate auch vom Bild der höheren Körperebenen auf Übereinstimmung quervergleichen. Wir gingen dabei sehr kritisch vor, denn schließlich wollten wir Enertree als Diagnoseinstrument abrunden und weiterentwickeln und nicht die Realität irgendwelchen Träumen und Wunschvorstellungen anpassen.

Eine zusätzliche Kontrolle ist sicher auch die Reaktion der Patienten. Als ihnen die Baumprinzipien während der Behandlung näher erläutert wurden, reagierten sie meist mit positiver Überraschung und einem nachhaltigen Staunen. Nachhaltig, weil sie in der nächsten Sitzung wieder auf die Hölzer zu sprechen kommen wollten, weil sie mehr wissen wollten und weil sich ihr Verhältnis zu den Bäumen geändert hatte. Der Kontakt zu den Bäumen auf einer anderen Bewußtseinsebene und die Erkenntnis »Aha, da draußen, da wächst etwas, das ähnlich ist wie ich« machten die Begegnungen mit den Hölzern für alle zu einem Erlebnis. Einem Erlebnis, das seine Spuren hinterläßt und das individuelle Weltbild beeinflußt. Wer einmal erfahren hat, welche wunderbaren Kräfte die Bäume ausdrücken und wie sie auf die eigene Seele wirken, verankert ein neues Baumbewußtsein, und umgekehrt wirkt jeder Baum in der Natur auch als Anker. Man kann nicht mehr einfach an den Bäumen vorbeischauen, sondern man nimmt sie als spezifische und nützliche Kraft wahr. Dabei wird man fast automatisch auf diese entsprechende Kraft in sich selbst stoßen, und die Bäume werden für uns zum lebendigen Beispiel und Vorbild, mit deren Unterstützung das Leben konstruktiver gestaltet werden kann.

Patienten, welche die Hölzer nachts beim Schlafen unters Kopfkissen gelegt hatten, haben rundherum bestätigt, daß sie mehr und anders geträumt haben. Das heißt, die Energie des Holzes wirkt nicht nur im Wachzustand, sondern auch während der Nacht, und sie arbeitet an uns. Wichtig ist nur, daß man sich nicht verzettelt, über einen gewissen Zeitraum konzentriert an einem Thema arbeitet und sich damit auch aktiv befaßt. Diese Arbeit können uns die Bäume nicht abnehmen.

Während es beim Auflegen der Hölzer auf die Energiezentren, wie schon erwähnt, zu Erstreaktionen ähnlich der Erstverschlimmerung in der Homöopathie kommen kann, ist ein Aufstellen der Hölzer im Raum oder das Schlafen auf dem Holz in dieser Hinsicht unproblematisch. Hölzer, die Sie im Raum verteilen, reinigen die Ausstrahlung und verbessern das (seelische) Klima des Raumes.

Kommen wir nun zu den Reaktionen. Reaktionen irgendwelcher Art sind selten besonders angenehm. Sie zeigen aber genau den wunden Punkt. Deswegen sind sie für das Wachstum wichtig und signalisieren auch, *daß* eine Wirkung eingetreten ist. Sollte ein von Ihnen ausgewähltes Holz bei Ihnen Abwehrreaktionen hervorrufen, können Sie immer noch entscheiden, ob Sie sich dieser direkten, invasiven Wirkung aussetzen wollen oder lieber mit einem Umweg über andere Bäume ans selbe Ziel kommen möchten. Die Entscheidung fällt meist durch den Leidensdruck. Ist er groß, möchte man um jeden Preis von der Situation erlöst werden, ist er nur schwach, zieht man es mit aller Wahrscheinlichkeit vor, die Lösung auf später zu verschieben.

In einigen wenigen Fällen haben Menschen äußerst schnell und stark auf den ersten Kontakt mit den Enertree-Holzessenzen angesprochen. Die Reaktionen waren durchwegs positiv und insofern erstaunlich, als daß die volle Wirkung innerhalb von Sekunden eingetreten ist und den Menschen förmlich in eine andere Dimension gehoben hat. Vergangene Schockerlebnisse, die Blockaden bewirkt hatten, wurden noch einmal nacherlebt und sofort gedämpft. Alle diese Menschen hatten etwas gemeinsam: Sie waren ausgesprochen sensitiv, völlig offen für die Wirkung und wurden deshalb von der Intensität der Holzessenzen überrumpelt. Hochsensitive Menschen erfahren die Welt intensiver als andere. Ein Wort, ein Bild oder eine Begegnung können in ihnen Reaktionen hervorrufen, die bei anderen nur unterschwellig registriert werden. Durch ihre ausgeprägte Empfindsamkeit lernen sie von Kindesbeinen an, anders mit der Welt umzugehen, und in ihnen bleiben Fähigkeiten erhalten, die andere mit ihrer Entwicklung »vergessen«. Solche Menschen können die Wirkung, um nicht überrascht zu werden, kontrollieren, wenn sie die Flaschen der Enertree-Holzessenzen zuerst in ihre Nähe stellen, sich langsam an die Schwingungen angleichen oder anfangs nur an den Flaschen riechen. Jeder gesunde Mensch weiß intuitiv selbst, wieviel wovon und wann für ihn zuträglich ist. Wir dürfen der eigenen Intuition und auch den Bäumen ruhig vertrauen, daß sie uns und unseren physischen Körper nicht überfordern.

Bis jetzt haben wir von gesunden Menschen gesprochen. Für kranke und massiv geschwächte Menschen oder gar akute Fälle ist eine umfassende Diagnose und überwachte Behandlung notwendig. Insofern empfehlen wir in jedem Fall den Besuch eines Arztes oder Therapeuten. Wenn Sie Enertree in Ihre Behandlung integriert haben möchten, können wir Ihnen die Namen und Adressen von Enertree-Spezialisten in Ihrer Gegend mitteilen. (Unsere Adresse finden Sie im Anhang.)

Es kann durchaus aber auch das Gegenteil einer schnellen Reaktion eintreten, nämlich daß jemand die Holzessenzen anwendet und erst einmal wenig oder gar nichts spürt. Dies kann bei Menschen vorkommen, deren Veränderungsbereitschaft noch zuwenig entwickelt ist und erst noch vertieft werden muß. In einem solchen Fall treffen gegensätzliche Energien aufeinander, und es kommt auf feinstofflicher Ebene zu Reibungswiderständen, Abwehrreaktionen oder im Extremfall gar zu einer Aufhebung der Wirkung. Es ist auch nicht möglich, alles gleich auf Anhieb erreichen zu wollen, weil schon der krampfhafte und zwanghafte Vorsatz in sich selbst wieder Energien blockiert. Der Glaube im Sinne von Überzeugung spielt natürlich ebenso mit. Rudolf Steiner, der Begründer der Anthroposophie, hat diesbezüglich sehr treffend festgestellt, daß man, um Zugang zu anderen Welten oder Seinszuständen zu erhalten, erst einmal denen Glauben schenken sollte, die solche Botschaften verkünden (sofern sie glaubwürdig sind). Erst durch die Akzeptanz, daß etwas möglich und wirkungsvoll ist, wird im Innern auch dafür Raum geschaffen, und die Sensibilität kann sich diesbezüglich mitentwickeln. Ohne feinere und offene Anlagen und Sinne bleiben gewisse Seinszustände dem Bewußtsein verschlossen, und obwohl jeder Mensch in allen Dimensionen lebt, kann er gewisse Aspekte nicht wahrnehmen. Er hat im wahrsten Sinne des Wortes keinen Sinn dafür. Bereits die Akzeptanz, daß mehr vorhanden ist, als man sehen kann, schafft den Raum, diese Fähigkeiten auch selbst (wieder) zu erlernen und die Anlagen zu entdecken, die sich mit dem Glauben von selbst entfalten. Es hat Zeit gedauert, die ureigenen Anlagen und Fähigkeiten zu bedecken, insofern braucht es auch Zeit, diese brachliegenden Qualitäten wieder zu aktivieren.

Gebet der Bäume

O du unser aller Urquelle,
laß uns den Menschen helfen zu erkennen,

Föhre: daß alles, Allmächtiger,
Tanne: aus deiner Liebe entsprungen ist
Lärche: und du in allem wirkst
Buche: immerdar und in Ewigkeit,
Eiche: daß du in deiner Weisheit
           allem Sein gerecht wirst,
Linde: weil du alles in allem bist,
           alles in einem
Walnuß: und eines in allem, in tausend Gesichtern,
Birke: daß du, Herrlicher, in deiner Schönheit
Kastanie: und deiner immerwährenden Freude
Ulme: durch deine erste Bewegung
           alles Sein erhältst,
Ahorn: das schlafend wartet,
           daß du in ihm erwachst
Esche: zur Wirklichkeit an diesem
           und an anderen Tagen!

Anhang

Zusammenfassung zum Umgang mit den Holzenergien

Um das Prinzip eines Baumes verstehen zu lernen, ist es gut, nur mit einem einzigen Holz zu arbeiten. Wer sich in ein neues Gebiet einarbeitet, geht auch schrittweise vor. Bei der Veränderungsarbeit, also wenn man gewisse Verhaltensmuster an sich verändern will, ist es manchmal sinnvoll, mit mehreren Hölzern gleichzeitig zu arbeiten. Im allgemeinen sollte man mit maximal drei verschiedenen Hölzern auskommen. Mehr ist manchmal weniger! Zu viele verschiedene Informationen können leicht zu Mißverständnissen führen, die auch die Wirkung und den Fortschritt eher beeinträchtigen als fördern. Zu einer Kombination von drei Hölzern gehören:

- Ihr Persönlichkeitsbaum (den Sie kennen oder noch auswählen),
- der Baum, dessen Prinzip Sie verstehen lernen wollen oder das Sie brauchen (den Sie auswählen, um an einem bestimmten Thema zu arbeiten),
- ein Baum, der den Prozeß als Ganzes unterstützt.

Der Persönlichkeitsbaum

Wir empfehlen Ihnen auf jeden Fall, Ihren Persönlichkeitsbaum zu bestimmen und das Holz zu kennen, das am ehesten Ihrem Charakter entspricht und immer zu Ihnen paßt. Der Persönlichkeitsbaum wird Sie immer mit seiner Kraft in Ihrer Arbeit unterstützen, vor allem wenn Sie mit einem Baum arbeiten, mit dessen Prinzip Sie bei der Integration vielleicht Schwierigkeiten haben.

Der Baum, dessen Prinzip Sie verstehen wollen oder das Sie brauchen

Wenn Sie sich mit einem bestimmten Baumprinzip bewußt auseinandersetzen und das Prinzip integrieren wollen, können Sie direkt mit dem Holz arbeiten und beispielsweise die entsprechende Übung durchführen. Wenn Sie eine bestimmte Problemsituation lösen wollen, sollten Sie zuerst in Gedanken Ihre Frage formulieren und vielleicht sogar aufschreiben. Denken Sie daran, daß Ihre Fragen – woher die Antworten auch immer kommen mögen – ganz wörtlich genommen werden. Wählen Sie dann erst das Holz aus.

Unterstützende Bäume

Folgende Holzenergien eignen sich speziell gut für Kombinationen, weil sie die Wirkungen der anderen Hölzer nicht stören, sondern im Sinne von Synergien ergänzen:

– Die Ulme hilft generell, Erfahrungen schneller zu integrieren. Sie hilft auch dabei, hartnäckige, langdauernde Zustände zu lockern.
– Der Ahorn ist für alle Fälle von seelischem Schock oder solchen, die von großer Angst begleitet werden, hilfreich.

- Die Esche unterstützt generell die Transformation von Zuständen.
- Die Tanne mit ihrem Potential der Liebe kann in allen Zuständen, die mit einem Mangel an Liebe und Zuwendung zusammenhängen, unterstützen.

Das Baumorakel

Eine Möglichkeit, zu den für Sie richtigen Hölzern zu gelangen, ist das verdeckte Auswählen der Hölzer: Geben Sie alle zwölf Hölzer in einen Sack, mischen Sie diese gut durch, und ziehen Sie dann bis zu drei Hölzer (notieren Sie die gezogene Baumart jeweils, und legen Sie das Holz vor dem nächsten Ziehen wieder zurück zu den anderen in den Sack). Sie können diese Art wählen,

- um Ihren persönlichen Baum zu finden,
- um die drei Hölzer, die Sie in einer aktuellen Situation unterstützen, zu finden
- oder um in einer bestimmten Frage einen Rat zu erhalten.

Dabei können Sie folgendermaßen vorgehen: Sie stellen sich während des Ziehens innerlich die Frage, die Sie beschäftigt. Um die Antwort zu erhalten, stellen Sie sich den Baumtyp als Menschen vor. Was würde er Ihnen raten? Wie sieht er Ihre Situation? Wie würde er das angehen? Wie in einem Zwiegespräch kommen Ihnen »automatisch« die Antworten ins Bewußtsein, die der Baum für Sie hat.

Spezielle Kombinationen

Nach Verletzungen, Unfällen, Operationen:

- Ahorn gegen den Schock im Gewebe.
- Linde, damit die verletzten Stellen zum harmonischen Ganzen zusammenfinden.
- Birke, damit die Wunde schön verheilt und keine häßliche Narbe hinterläßt.

Beim Übergang in eine andere Lebensphase, zum Beispiel Berufswechsel, Heirat, Elternschaft, Pensionierung:

- Ulme, um mit dem Neuen gut zu kommunizieren.
- Ahorn gegen vorhandene Angst vor dem Neuen.
- Buche, um das Alte loszulassen, oder Föhre, um das neue Sein anzunehmen.

Zur Unterstützung bei wichtigen Entscheidungen:

- Eiche für die richtige Intuition.
- Walnußbaum, damit ich mich selbst dabei nicht vergesse.
- Esche oder Linde, damit die Entscheidung für alle ein Segen ist und damit mir selbst nicht schadet.

Zur Rekonvaleszenz/Rehabilitation:

- Tanne, damit meine Lebensgeister wieder wach werden.
- Linde, damit ich Trost finde und weiß, das Leben unterstützt mich.
- Kastanie, weil man mit Freude und Heiterkeit schnell wieder kräftig wird.

Für Kreativität:

- Ulme, um mit möglichst vielen Bereichen meines Wissens in Verbindung zu sein.
- Eiche für gute »Geistesblitze«.
- Lärche, damit die Ideen wie von selbst kommen.

Weitere Übungen

Arbeit mit den zwölf Persönlichkeitsteilen

Was in Bereichen der Therapie häufig praktiziert wird, ist die Übung mit den zwölf Persönlichkeitsteilen. Auf den Baum übertragen, ergibt sich daraus eine besonders effektive Möglichkeit, mit allen zwölf Baumkräften gleichzeitig zu arbeiten und sie besser kennenzulernen.

– Ich sitze bequem auf einem Stuhl in der Mitte des Raumes und stelle mir die zwölf Bäume verteilt im Kreis um mich herum vor. Dabei nehme ich mir für jeden Baum etwa fünf Minuten Zeit.
– Ich kann mit irgendeiner Frage, die mich beschäftigt, an sie gelangen.
– Ich beobachte, welcher Baum sich zuerst meldet, welche Bäume mir am meisten zu sagen haben und welche vielleicht still bleiben.

Eine einfachere Variante dieser Übung kann ich erreichen, wenn ich auf einem Blatt Papier die zwölf Bäume um ein Zifferblatt verteile und mir ihre Positionen notiere. Ich kann dabei den Bäumen ganz nach meinem momentanen Befinden Plätze zuweisen. Genau wie im vorhergehenden Beispiel stelle ich innerlich eine Frage und visualisiere, wer von den Bäumen wohl antwortet. Ich kann die Antworten auch aufschreiben.

Übung zur Aurareinigung

Sie können die Enertree-Hölzer auch dazu benutzen, Ihre Aura zu reinigen. Gehen Sie dabei wie im folgenden beschrieben vor:

– Nehmen Sie eines oder zwei passende Hölzer wie einen Zauberstab in Ihre Hände.
– Machen Sie damit kreisende Bewegungen vor Ihren Chakren von der Basis bis zur Krone und über der Krone mit gestreckten Armen.
– Fühlen Sie die Verbindung zum höheren Selbst.
– Lassen Sie die Arme, immer noch mit kreisenden Bewegungen der Hände, dann seitlich von Ihnen durch Ihre Aura hinabgleiten, bis beide Hände mit dem Holz/den Hölzern zu den Füßen zeigen.
– Fühlen Sie die Verbindung zur Erde und daß die Baumenergie ganz durch Sie hindurchfließt.

Übung zum Ausgleich der Körperseiten

Auch wenn Sie körperlich entweder männlich oder weiblich sind, besitzt Ihre Seele dennoch beide Qualitäten.

– Vielleicht spüren Sie, daß Ihre männliche Seite eine bestimmte Unterstützung braucht und Ihre weibliche Seite eine andere.
– Wählen Sie die Hölzer aus, welche die Energien ausstrahlen, die Ihrem Körper fehlen.
– Nehmen Sie die entsprechenden Hölzer in Ihre Hände, und legen Sie die Ulme in der Höhe des Bauchnabels auf die Körpermitte. Sie hilft, die beiden Seiten zu vereinen

und die unterstützenden Kräfte der Bäume zu integrieren.

Krankheiten, Probleme und Enertree-Empfehlungen

Im Zusammenhang mit Enertree werden wir immer wieder gefragt, welches Holz bzw. welche Holzessenz bei bestimmten Krankheiten oder Krankheitsanfälligkeiten zur Heilung oder Vorbeugung eingesetzt werden soll. Enertree ist wie gesagt kein Heilmittel im üblichen Sinne, auf Anregung und Wunsch vieler Anwender, Patienten und Enertree-Therapeuten haben wir jedoch eine solche Zusammenstellung gerne gemacht. Es ist aber wichtig, sich bei der erfolgreichen Arbeit mit einer solchen Empfehlungstabelle verschiedener Punkte bewußt zu sein, die wir bereits erwähnt haben, an dieser Stelle aber noch einmal zusammenfassend darstellen möchten:

Erstens: Enertree und die Holzenergien haben eine phantastische und kraftvolle Wirkung, sie eignen sich zur Persönlichkeitsentwicklung, zur Vorbeugung gegen körperliche Krankheiten und zur Unterstützung einer fachgerechten Behandlung. Aber bitte denken Sie daran, Enertree kann diese fachgerechte Behandlung nur begleiten, nicht ersetzen.

Zweitens: Bei Enertree steht nicht das Krankheitssymptom im Vordergrund, sondern man fragt nach den seelischen Ursachen, die hinter den äußeren Symptomen liegen. Tatsächlich kann man jedes Organ und jeden Vorgang im Körper einer bestimmten seelischen Komponente zuordnen, die ihr Leiden und Defizit im entsprechenden Organ physisch ausdrückt. Wir empfehlen Ihnen in diesem Zusammenhang die Werke von Louise L. Hay, beispielsweise *Heile Deinen Körper. Seelisch-geistige Gründe für körperliche Krankheit* (siehe Literaturverzeichnis).

Drittens: Ein Krankheitssymptom kann manchmal grundsätzlich verschiedene Ursachen haben. Insofern ist die Eigendiagnose über das Holz immer treffsicherer als eine rezeptive Empfehlung durch Dritte oder eine Tabelle. Und das ist auch der Grund, warum wir bei gewissen Krankheiten mehrere Hölzer empfehlen. Beispiel: Die Nieren reagieren häufig bei Ängsten und Beziehungsproblemen. Je nachdem, ob nun Wut, Angst oder Überforderung stärker ausgeprägt sind, können Menschen unterschiedlich, und zwar in einer ganzen Bandbreite von Symptomen reagieren.

Viertens: Wenn mehrere Hölzer hinter einem Symptom stehen, sollten Sie beim rezeptiven Vorgehen – um eine nachhaltige Wirkung zu erreichen – auch die verschiedenen Holzenergien zu sich leiten. Die Reihenfolge spielt dabei keine Rolle.

Fünftens: Grundsätzlich wirken die Holzenergien über die Aura und die Chakren, und Sie sollten Sie auch – wie von uns empfohlen – in Ihre Aura einfächeln. Wenn Sie sich beispielsweise den Kopf anstoßen, können Sie die Holzessenzen auch direkt auf die Druckstelle bringen, um eine Beule zu vermeiden oder zu dämpfen. Sie sollten die Essenzen aber nicht einnehmen oder in offene Wunden einreiben.

Hier also eine alphabetische Liste von möglichen Krankheiten und Enertree-Empfehlungen (Holzenergien oder Holzessenzen):

Abszeß	Eiche, Tanne
Addisonsche Krankheit	Birke
Adipositas	Ahorn

After	Ulme
– Abszeß	Ulme
– Blutung	Eiche, Walnußbaum
– Fistel	Ulme, Tanne
– Hämorrhoiden	Tanne, Kastanie, Ahorn
– Jucken	Föhre
– Schmerzen	Föhre
Aids	Linde, Walnußbaum, Föhre
Akne	Birke
Alkoholismus	Föhre, Ahorn
Allergien	Walnußbaum, Föhre, Tanne
Altern	Walnußbaum, Birke, Buche
Alzheimersche Krankheit	Lärche, Kastanie, Ahorn
Amenorrhoe	Birke, Lärche
Amyotrophe Lateralsklerose	Föhre, Ahorn
Anämie	Kastanie, Ahorn
Anfälle	Linde, Eiche
Angst	Ahorn
Apathie	Lärche, Birke
Appetit	
– zuviel	Ahorn, Birke
– zuwenig	Ahorn, Esche
Arme	Ulme
Arterien	Kastanie
Arteriosklerose	Kastanie, Tanne
Arthritis	Eiche, Birke
Arthritis deformans	Föhre, Birke
Asthma	Ulme, Lärche
– des Kleinkindes	Ahorn
Atem	Ulme
Atemprobleme	Tanne, Ahorn, Föhre
Atemwegserkrankungen	Tanne, Ahorn, Föhre
Aufstoßen	Buche

Augen	Buche, Kastanie
Augenprobleme	Lärche
– Astigmatismus	
(Hornhautverkrümmung)	Walnußbaum, Birke
– auswärts schielend	Kastanie, Ahorn
– Bindehautentzündung	Eiche, Lärche
– Gerstenkorn	Tanne, Kastanie
– grauer Star	Kastanie, Ahorn
– grüner Star	Tanne, Ulme
– Hornhautentzündung	Eiche, Tanne
– bei Kindern	Linde
– Kurzsichtigkeit	Föhre, Ahorn
– Schielen	Ulme
– Trockenheit	Ahorn
– Weitsichtigkeit	Föhre, Ahorn
Bandscheibenvorfall	Eiche, Walnußbaum
Bandwurm	Föhre
Bauchkrämpfe	Ahorn, Ulme
Bauchspeicheldrüse,	
Entzündung	Birke
Beinprobleme	
– unten	Eiche, Ahorn
Bettnässen	Föhre, Ahorn
Bisse	Ahorn, Föhre
– Käfer	Föhre
– Tier	Föhre
Bläschenausschlag	Föhre, Kastanie
Blasenprobleme	Ahorn, Ulme, Lärche
Blähungen	Ulme, Ahorn
Blinddarmentzündung	Ahorn, Ulme, Kastanie
Blut gerinnt	Kastanie
Blutdruck	
– hoch	Buche, Kastanie

– niedrig	Tanne, Lärche
Blutprobleme	Kastanie, Ulme
Blutung	Kastanie, Ulme
Bronchitis	Eiche, Linde
Brust	Esche
Brustprobleme	Esche, Birke
– Zysten, Knoten, Wunden	Birke, Kastanie
Bulimie	Kastanie, Ahorn, Tanne
Candida (Candidiasis)	Walnußbaum, Lärche, Ahorn
Cholesterin (Arteriosklerose)	Kastanie, Ahorn
Chronische Krankheiten	Ulme, Ahorn, Föhre
Cushing-Syndrom	Buche, Kastanie
Darm	Ulme, Lärche
Dauerschmerz	Tanne, Birke
Depression	Föhre, Eiche, Ahorn
Diabetes	Kastanie, Linde
Dickdarm, verschleimt	Ulme, Kastanie
Dornwarze	Walnußbaum, Lärche
Drüsen	Lärche
Drüsenprobleme	Ulme, Lärche
Durchfall	Ahorn
Dysmenorrhoe (schmerzhafte Monatsblutung)	Birke
Eiterpickel	Birke
Ekzem	Eiche, Linde
Ellbogen	Ulme
Emphysem	Föhre, Walnußbaum
Entzündung	Eiche, Föhre
Epilepsie	Ahorn, Kastanie, Eiche
Epstein-Barr-Virus	Buche, Föhre, Kastanie
Erbrechen	Ahorn, Kastanie, Eiche
Ermüdung	Walnußbaum, Ahorn

Erstickungsanfälle	Ahorn, Linde
Fehlgeburt	Ahorn, Ulme
Fett	Ahorn
– Arme	Linde
– Bauch	Lärche
– Hüften	Föhre
– Oberschenkel	Föhre
Fieber	Eiche, Tanne
Fieberbläschen	Ahorn, Birke
Finger, arthritisch	Föhre, Eiche
Flüssigkeitsansammlungen	Ulme
Frauenleiden	Birke, Ahorn
Frigidität	Föhre, Birke, Ahorn
Frösteln	Linde
Fußprobleme	Ulme, Lärche
Fußpilz	Föhre, Ahorn, Walnußbaum
Gallensteine	Eiche, Tanne
Gangrän (Absterben des Gewebes)	Walnußbaum, Kastanie
Gastritis	Ahorn, Linde, Eiche
Gebärmutter	Ulme
Geburt	Föhre, Lärche
Geburtsdefekte	Eiche
Gedächtnisschwund	Lärche, Kastanie
Gehirn	
– Lähmung	Eiche, Linde
– Tumor	Ulme, Lärche
Gelähmtheit	Ahorn, Linde
Gelbsucht	Esche, Tanne
Gelenke	Ulme
Genitalprobleme	Föhre, Birke
Gesäß	Föhre, Linde
Geschlechtskrankheiten	Föhre, Kastanie

Geschwüre	Föhre, Ahorn, Esche
Gesicht	Föhre, Walnußbaum
– Gesichtszüge, hängend	Eiche
Gewächse	Eiche, Tanne
Gicht	Tanne, Buche
Gleichgewichtsstörungen	Buche
Glomerulonephritis (Nierenentzündung)	Föhre, Ahorn, Birke
Gonorrhoe (Tripper)	Föhre
Grippe	Walnußbaum, Linde
Gürtelrose	Ahorn, Lärche, Linde
Haarausfall	Ahorn, Lärche, Eiche
Halsbräune	Ahorn, Walnußbaum, Birke
Halsprobleme	Birke
Halsschmerzen	Eiche, Ulme
Harnwegsentzündung	Eiche, Linde
Harnwegsinfektion	Linde, Walnußbaum
Haut	Walnußbaum
– Ausschlag	Ahorn, Walnußbaum, Birke
Herpes simplex	Eiche, Linde
Herz	Tanne
– Anfall (Infarkt)	Kastanie, Tanne
– Herzkranzgefäßthrombose	Föhre, Lärche
– Herzprobleme	Buche, Kastanie
Heuschnupfen	Föhre, Linde, Ulme
Hoden	Föhre
Hodgkinsche Krankheit	Föhre, Ahorn, Tanne
Hohlrundrücken	Föhre, Birke, Ahorn
Huntingtonsche Chorea	Buche, Ahorn
Husten	Eiche, Kastanie
Hüfte	Esche
– Hüftprobleme	Ahorn, Lärche

Hyperthyreoidismus (Schild- drüsenüberfunktion)	Eiche, Esche
Hyperventilation	Ahorn, Ulme
Hypoglykämie (zu geringer Blutzuckergehalt)	Lärche, Eiche
Hypothyreoidismus (Schild- drüsenunterfunktion)	Lärche, Walnußbaum
Impotenz	Ahorn, Föhre, Lärche, Birke
Infektionen	Eiche, Buche
Inkontinenz	Birke
Ischias	Ahorn, Lärche
»...itis« (Entzündungs- krankheiten)	Buche, Ulme, Eiche
Juckreiz	Kastanie, Föhre, Eiche
Karbunkel	Eiche
Kaumuskelkrampf	Birke, Eiche
Kehle	Ulme
– Kehlkopfentzündung	Ulme, Ahorn
Kieferprobleme	Eiche
Kinderkrankheiten	Föhre, Eiche, Walnußbaum
Kinderlähmung	Ulme, Esche
Knie	Ulme, Tanne
– Knieprobleme	Föhre, Ulme, Tanne
Knöchel (Sprunggelenk)	Kastanie, Föhre, Tanne
Knochen	Eiche
– Brüche	Föhre, Ulme, Eiche
– Deformierungen	Ulme
– Mark	Eiche, Linde, Lärche
– Wucherungen	Ahorn, Eiche
Knötchen	Esche, Eiche, Tanne
Kolitis (Dickdarm- entzündung)	Föhre, Ulme
– spastische	Ulme, Ahorn, Eiche

Koma	Ahorn
Kopfschmerzen	Buche, Ulme, Linde
Körpergeruch	Tanne, Ahorn
Krampfadern	Lärche, Eiche, Kastanie
Krämpfe	
– krampfhaftes Verziehen	Ahorn, Ulme, Esche
– Spasmen, Zuckungen	Esche, Buche
Krätze	Walnußbaum
Kratzer	Eiche
Krebs	Eiche, Tanne, Linde
Kreislauf	Ulme, Kastanie
Kropf	Föhre, Ulme
Lähmung	Ulme, Ahorn
Lebensmittelvergiftung	Walnußbaum
Leber	
– Entzündung	Eiche, Ahorn, Ulme
– Leberprobleme	Ulme, Tanne, Eiche
Lepra	Föhre, Tanne
Leukämie	Kastanie, Buche
Linke Körperseite	Birke
Lunge	Kastanie, Esche
– Lungenentzündung	Birke, Kastanie
– Lungenprobleme	Ahorn, Föhre, Kastanie
Lupus erythematodes	Föhre, Kastanie
Lymphprobleme	Tanne, Kastanie
Magen	Lärche, Ulme
– Magengeschwür	Föhre, Walnußbaum
– Magenprobleme	Ahorn, Ulme, Kastanie
Menstruationsprobleme	Birke, Föhre
Migräne	Ulme, Föhre, Lärche
Mononukleose (Überzahl ein- kerniger Zellen im Blut)	Birke, Eiche
Multiple Sklerose	Tanne, Ulme, Ahorn

Mundprobleme	Ulme, Tanne
Muskeln	Ulme, Esche
Myome, Zysten	Birke, Ulme
Nacken (Halswirbelsäule)	Ulme, Buche
– steifer	Ulme
– Nackenprobleme	Ulme, Walnußbaum
Narkolepsie (Schlafdrang)	Ahorn
Nase	
– blutet	Walnußbaum, Birke
– läuft	Linde
– verstopft	Föhre
Nebenhöhlenprobleme	Eiche
Nerven	Ulme, Eiche
Nervenzusammenbruch	Ahorn, Tanne, Ulme
Nervosität	Buche, Ahorn, Tanne
Neuralgie	Föhre, Ulme
Nieren	
– Entzündung	Ulme, Lärche
– Steine	Eiche, Birke
– Nierenprobleme	Eiche
Ödem	Ulme, Esche
Ohnmachtsanfall	Ahorn
Ohrensausen	Buche, Ulme
Ohrenschmerzen	Eiche, Tanne
Osteomyelitis (Knochen- marksentzündung)	Eiche, Lärche, Walnußbaum
Pagetsche Krankheit	Linde
Parasiten	Walnußbaum, Föhre
Parodontose	Lärche, Eiche
Pilz	Ulme, Kastanie
Prämenstruelles Syndrom	Birke, Walnußbaum
Prostataprobleme	Föhre, Ahorn, Walnußbaum
Quetschungen	Föhre, Birke

Rachitis	Linde, Tanne
Rechte Körperseite	Buche
Reisekrankheit	Ahorn
– im Auto	Ahorn, Ulme
Rheumatismus	Eiche
Ringelflechte	Walnußbaum
Rücken	Lärche
– Mitte	Föhre
– oben	Tanne
– unten	Lärche
Ruhr	Ahorn, Eiche
Scheidenkatarrh	Föhre, Birke
Schilddrüse (s. a. Hyper- und Hypothyreoidismus)	Lärche, Esche
Schlaflosigkeit	Ahorn, Buche
Schlaganfall	Ahorn, Eiche, Ulme
Schleimbeutelentzündung	Eiche
Schmerz	Föhre
Schnittwunden	Föhre, Walnußbaum
Schultern	Lärche
Schwäche	Buche
Schwindel	Walnußbaum
Selbstmordgedanken	Linde, Walnußbaum
Sklerodermie (Hautver- härtung)	Ahorn, Birke
Sodbrennen	Ahorn
Solarplexus	Ahorn, Lärche, Eiche
Soor	Lärche, Walnußbaum
Steifigkeit	Ulme, Lärche
Stottern	Ahorn, Ulme
Süchte	Ahorn, Tanne
Taubheit	
– Empfindungslosigkeit	Tanne, Ulme

– Ohren	Buche, Ulme
Thymusdrüse	Walnußbaum
Tics	Ahorn, Föhre
Tuberkulose	Esche, Linde
Übelkeit	Eiche
Unfälle	Föhre, Eiche, Linde
Unfruchtbarkeit	Lärche
Venenentzündung	Kastanie, Eiche
Verbrennungen	Ahorn
Verdauungsstörungen	Ahorn, Lärche, Ulme
Verstauchung	Lärche, Buche
Verstopfung	Ulme, Esche
Vitiligo (Weißfleckenkrankheit)	Linde
Vulva	Tanne
Wechseljahrprobleme	Birke, Kastanie
Weinen	Linde
Weißfluß	Birke
Wirbelsäule	Eiche
Wundheit	Eiche, Linde
Wundstarrkrampf	Ulme
Zähne	Lärche
– Zahnfleischbluten	Kastanie
– Zahnfleischprobleme	Lärche
– Zahnprobleme	Walnußbaum, Lärche
Zehennagel eingewachsen	Föhre
Zellulitis	Föhre, Eiche, Linde
Zunge	Kastanie

Bäume und spirituelle Querverbindungen

Auf Wunsch verschiedener Anwender, die Enertree mit anderen Systemen vergleichen oder sogar kombinieren möchten, haben wir zu den einzelnen Bäumen die spirituellen Querverbindungen zusammengetragen. Wir machen Sie darauf aufmerksam, daß durch die Existenz verschiedener Systeme und noch mehr Interpretationen Abweichungen oder gar Situationen auftreten können, bei denen Sie vielleicht sagen: »Halt, da kann doch etwas nicht stimmen!« Möglicherweise haben Sie recht, wenn wir von anderen Grundlagen ausgegangen sind. Um solche Mißverständnisse zu vermeiden, wollten wir sogar ganz auf eine solche Zusammenstellung verzichten. Betrachten Sie die nachfolgende Auflistung also mehr als Anregung für eigene Gedanken und nicht als buchstabengetreu zu übernehmendes System.

Linde,
Enertree lime-wood

Zahl/Wertigkeit:	44–8
Planet:	Mond, Venus
Tag:	Montag
Metall:	Silber
Farbe:	Zartviolett, Hellgrün

Föhre (Kiefer),
Enertree pine-wood

Zahl/Wertigkeit:	56–11–2 (53–8)
Planet:	Mars
Tag:	Dienstag
Metall:	Eisen
Farbe:	Rosa, Helltürkis

Tanne (Fichte),
Enertree fir-wood

Zahl/Wertigkeit:	53–8
Planet:	Mars
Tag:	Dienstag
Metall:	Eisen
Farbe:	Ätherisches Rosa (Pink), Rot, Weiß

Die Lärche,
Enertree larch-wood

Zahl/Wertigkeit:	51–6
Planet:	Mars
Tag:	Dienstag
Metall:	Eisen
Farbe:	Zartorange, Lachsrosa

Die Ulme,
Enertree elm-wood

Zahl/Wertigkeit:	50–5
Planet:	Merkur
Tag:	Mittwoch
Metall:	Quecksilber
Farbe:	Orange, Dunkeltürkis

Der Ahorn,
Enertree maple-wood

Zahl/Wertigkeit:	55–10–1
Planet:	Jupiter
Tag:	Donnerstag
Metall:	Zinn
Farbe:	Blau, Orangerot

Die Birke,
Enertree birch-wood

Zahl/Wertigkeit:	44–8
Planet:	Venus, Neptun
Tag:	Freitag
Metall:	Kupfer
Farbe:	Zitronengelb, Grün

Die Buche,
Enertree beech-wood

Zahl/Wertigkeit:	38–11–2
Planet:	Saturn
Tag:	Samstag
Metall:	Blei
Farbe:	Hellblau, Weiß, Grün

Die Esche,
Enertree ash-wood

Zahl/Wertigkeit:	39–12–3
Planet:	Sonne
Tag:	Sonntag
Metall:	Gold
Farbe:	Goldgelb, Grün

Die Eiche,
Enertree oak-wood

Zahl/Wertigkeit:	30–3
Planet:	Jupiter
Tag:	Donnerstag
Metall:	Zinn
Farbe:	Blau, Gelbgrün

Die Kastanie,
Enertree chestnut-wood
Zahl/Wertigkeit: 78–15–6
Planet: Sonne, Jupiter
Metall: Legierungen
Farbe: Goldgelb

Der Walnußbaum,
Enertree walnut-wood
Zahl/Wertigkeit: 141–6
Planet: Jupiter, Uranus
Metall: Legierungen
Farbe: Grün, Magenta

Die sieben Hauptchakren

Als »Chakren« oder »Chakras« bezeichnet man die Zentren subtiler oder feinstofflicher Energie im Energieleib des Menschen. Das hier dargestellte System der Chakren wurde im Hinduismus ausgebildet, es spielt jedoch auch im Buddhismus eine große Rolle. Außerdem gibt es in verschiedenen Systemen alternative Modelle. Medial Begabte bzw. Sensitive, welche die Aura sehen können, beschreiben die Chakren als »Lotusblüten«, die sich in kreisender Bewegung befinden. Dadurch entsteht der Eindruck eines Rades, was das Wort »Chakra« im Sanskrit auch bedeutet. Da die Chakren geistig-körperlichen Eigenschaften entsprechen und mit bestimmten Organen korrespondieren, können die Holzenergien über diese Zentren positiv auf den menschlichen Geist und Körper einwirken.
Die sieben Hauptchakren liegen nach dem indischen Kundalini-Yoga entlang der Sushumna, das ist der durch die Wir-

belsäule aufsteigende Hauptkanal subtiler Energie. Durch diesen Hauptkanal steigt die Kundalini im Verlauf der spirituellen Entwicklung des Menschen empor. »Kundalini« heißt im Sanskrit »Schlange«; man hat die Bezeichnung wohl gewählt, weil man sich die spirituelle Kraft am unteren Ende der Wirbelsäule ruhend und aufgerollt vorstellt.

Die sieben Hauptchakren, über die uns die Holzenergien zufließen können, haben folgende Namen und Entsprechungen: *

1. Muladhara-Chakra

Dieses auch »Wurzel-« oder »Sexualchakra« genannte Energiezentrum liegt zwischen Anus und der Wurzel des Zeugungsorgans am untersten Ende der Sushumna. Wenn das Chakra »unerweckt« ist, ruht hier die Kundalini, die man sich wie gesagt zusammengerollt vorstellt. Dieses Zentrum verleiht allen anderen Chakren Macht und Energie. Es korrespondiert auf der körperlichen Ebene mit den Keimdrüsen. »Der Yogi, der in das Muladhara-Chakra durch geistige Übung eingedrungen ist, hat die Erd-Eigenschaft... besiegt und hat keine Furcht mehr vor dem körperlichen Tod. Indem er sich auf dieses Chakra konzentriert, erlangt er ›vollkommene Erkenntnis der Kundalini und damit die Mittel, diese zu erwecken. Ist sie erwacht, empfängt er Darduri-Siddhi, die Kraft, sich vom Boden zu erheben und den Atem, das Bewußtsein und den Samen zu beherrschen...‹«

---

* Vgl. *Lexikon der östlichen Weisheitslehren*, Bern, 2. Auflage 1986. Aus diesem Buch stammen auch alle hier aufgeführten Zitate (S. 63 f.).

2. Svadhishthana-Chakra

Das auch »Milzchakra« genannte Zentrum liegt im Energiekanal Sushumna an der Wurzel der Genitalien. Auf der körperlichen Ebene entsprechen ihm die Nebennieren und der Plexus hypogastricus, ein Nervengeflecht, das die inneren Organe der Ausscheidung und Fortpflanzung steuert.

»Wer sich auf dieses Chakra konzentriert... hat keine Furcht vor dem Wasser und beherrscht das Wasserelement vollkommen. Er erwirbt verschiedene psychische Kräfte, intuitive Erkenntnis, vollkommene Beherrschung seiner Sinne und Erkenntnis der astralen Wesenheiten...«

3. Manipura-Chakra

Das Magen- oder Nabelchakra liegt im Energiekanal in der Nabelgegend. Es korrespondiert mit der Bauchspeicheldrüse und dem Solarplexus oder Sonnengeflecht, das unter anderen die Leber und den Magen beherrscht.

Wer sich auf dieses Chakra konzentriert, »erlangt Satala-Siddhi [Siddhis sind übersinnliche Fähigkeiten als ›Nebenprodukt‹ spiritueller Übungen, die aber nicht um ihrer selbst willen angestrebt werden sollen] und vermag verborgene Schätze zu finden. Er ist vor allen Krankheiten gefeit und kennt keine Furcht vor Feuer...«

4. Anahata-Chakra

Das Herzchakra liegt im Energiekanal Sushumna in der Herzgegend. Es entspricht auf der körperlichen Ebene der

Thymusdrüse und dem Plexus cardiacus, dem Nervengeflecht, welches das Herz beherrscht.

Wer sich auf dieses Zentrum konzentriert, soll den Klang
Anahat (Anahata-Shabda) hören können, einen »unange-
schlagenen« mystischen Klang, der auch mit der Sphären-
musik verglichen wird. »Wer über dieses Zentrum meditiert,
beherrscht in vollkommener Weise Vayu-Tattva«, die Luft-
eigenschaft. »Er vermag durch die Luft zu fliegen und in
den Körper anderer einzudringen ... Kosmische Liebe und
andere göttliche Eigenschaften werden ihm zuteil.«

5. Vishuddha-Chakra

Das Kehlkopf- oder Halschakra liegt am unteren Ende des
Halses im Sushumna-Kanal. Es ist das Zentrum des Äther-
elements. Ihm entsprechen der Plexus laryngeus über dem
Kehlkopf und die Schilddrüse.

Wer sich auf dieses Chakra konzentriert und es erweckt hat,
soll selbst beim Untergang des Kosmos nicht vergehen. »Er
wird zu einem Trikala-Jnani ..., der Vergangenheit, Gegenwart und Zukunft kennt.«

6. Ajna-Chakra

Das Stirnchakra oder »Drittes Auge« liegt zwischen den Au-
genbrauen in der Sushumna-Energieleitung und korrespondiert auf Körperebene mit der Zirbeldrüse (Epiphyse),
welche auch als regelndes Organ der inneren Zeitsteuerung
angesehen wird.

Wer dieses Chakra erweckt, soll alles Karma – also das die
Form der Wiedergeburten bestimmende Handeln eines

Menschen oder das gegenwärtige Schicksal, das durch ein
früheres Leben bestimmt ist – aus vergangenen Inkarnationen zerstören können. Die Meditation über dieses Energiezentrum soll darüber hinaus den Erwerb aller höheren
und niedrigen Siddhis (siehe oben) mit sich bringen.

7. Sahasrara-Chakra

Das auch »Scheitel-« oder »Kronenchakra« genannte Energiezentrum liegt über dem Scheitelpunkt des Kopfes und
über dem oberen Ende des Energiekanals Sushumna. Die
physische Entsprechung ist das Gehirn bzw. die Hirnan-
hangdrüse (Hypophyse).
»Das Sahasrara-Chakra, das als die Behausung des Gottes
Shiva angesehen wird, entspricht dem kosmischen Bewußtsein. ›Ist Kundalini mit dem Gott Shiva im Sahasrara-
Chakra vereint, erfährt der Yogi höchste Glückseligkeit...,
Überbewußtsein und höchste Erkenntnis. Er wird ein
Brahmavid-Varishtha, ein vollkommener Jnani [= jemand,
der auch die Erkenntnis der letzten Wirklichkeit besitzt].‹«

Dank

Als ich begann, an diesem Buch zu schreiben, kam mir die Zeit, die vergehen sollte, bis zu seinem Erscheinen schier endlos vor. Soviel Kleinarbeit, so viele Details, die es zu bedenken gibt, bis die Version schließlich materialisiert vor einem steht. Jetzt aber kann ich es kaum glauben, daß soviel in kurzer Zeit möglich wurde, und ich bemerke, daß ich den Weg genauso liebgewonnen habe wie das Ziel, das ich erreichen wollte. Ich habe während dieser Arbeit Unterstützung seitens meiner Freunde und Mitmenschen erlebt wie nie zuvor in meinem Leben. Dieter und ich, wir sind ein tolles Team geworden, und Enertree war sicher nicht unsere letzte »Gemeinschaftsproduktion«. Die Arbeit mit den Bäumen hat uns und alle, die damit in Berührung gekommen sind, verwandelt und unserem wirklichen Lebensziel nähergebracht. Gerade der Umstand, daß Enertree im Teamwork entstanden ist, erfüllt mich mit besonderer Freude. So schön es auch sein mag, das Gefühl zu haben, etwas allein zu schaffen, so einsam läßt es einen anders gesehen auch erscheinen. Letztlich ist dies, wie uns die Linde lehrt, sowieso eine Illusion, denn alles ist eins. So zähle ich zu unserem Team jeden Menschen und jede Situation, die mich lehrten, gleichwohl, ob ich sie glücklich oder schmerzlich, willig oder unwillig erlebte.

In diesem Zusammenhang danke ich meinen Lehrern Peter Goldman, Richard Brandler, Vicky Wall und meinen Freunden Dieter und Irène Buchser und Kikine Lüchinger und allen anderen Menschen, von denen ich im Laufe meines Lebens Impulse erhielt. Vor allem möchte ich meiner Frau Christiane danken, die diese Welt leider so jung verlassen hat. Ich weiß, sie nimmt mich wahr, denn was der

Himmel zusammengefügt hat, dem kann weder Mensch noch Tod etwas anhaben. Danke auch meinem Hund Puschkalino (ich bin mir bewußt, daß du mich aus einem natürlichen Bedürfnis schon lange zu den Bäumen geführt hast) und natürlich meinen zwölf senkrechten Freunden Linde, Föhre, Tanne, Lärche, Ulme, Ahorn, Birke, Buche, Esche, Eiche, Kastanie und Walnußbaum dafür, daß Ihr soviel Geduld mit mir hattet.

Peter Salocher

Wenn man Hunderte von Stunden an einem Computerbildschirm verbringt und noch viel mehr Zeit gedanklich abwesend ist und in anderen Sphären kreist, ist man wohl nicht unbedingt ein pflegeleichter Zeitgenosse und idealer Lebenspartner. Darum danke ich meiner Frau Irène, daß sie parallel zur Schwangerschaft unseres zweiten Kindes auch diejenige von Enertree (überwiegend) locker weggesteckt hat. Dabei geht der Dank an die ganze Familie und alle Freunde, die aktiv oder indirekt einen entscheidenden Beitrag geleistet haben. Besonders beeindruckt hat mich das Verständnis meines Sohnes Sven, der seine Bedürfnisse sofort zurückgenommen hat, wenn ich ihm erklärt habe, daß ich an Enertree arbeite – erstaunlich für einen Zweijährigen. Er hat mir auch einige Hinweise gegeben, die für mich sehr wertvoll waren, zum Beispiel, daß er die Holzessenzen hören kann. Das macht durchaus Sinn, wenn man sich bewußt ist, daß Kinder bis zum Alter von sechs Jahren noch mit der Astralwelt verbunden sind. In diesem Alter erfolgt meistens die Einschulung und damit die Weichenstellung auf die linke Hirnhälfte (respektive des Mentalkörpers) und das materiell und außenorientierte Weltbild.

Dieter Buchser

Verzeichnis der Abbildungen und Tabellen

Abbildungen

Abbildung 1:	Zusammenhänge der verschiedenen Reiche	36
Abbildung 2:	Die verschiedenen Körperebenen	52
Abbildung 3:	Das Vierkörpersystem	57
Abbildung 4:	Die Linde	96
Abbildung 5:	Die Föhre (Kiefer)	104
Abbildung 6:	Die Tanne (Fichte)	114
Abbildung 7:	Die Lärche	122
Abbildung 8:	Die Ulme	130
Abbildung 9:	Der Ahorn	138
Abbildung 10:	Die Birke	146
Abbildung 11:	Die Buche	156
Abbildung 12:	Die Esche	165
Abbildung 13:	Die Eiche	173
Abbildung 14:	Die Kastanie	185
Abbildung 15:	Der Walnußbaum	194

Tabellen

Tabelle 1:	Gesamtübersicht Baumenergien	91
Tabelle 2:	Die Seinsprinzipien der Bäume	92
Tabelle 3:	Zusammenfassung der Ziele und Negativzustände	202
Tabelle 4:	Holzessenzen und Farben	209
Tabelle 5:	Das Bett, verschiedene Holzqualitäten und Auswirkungen	231
Tabelle 6:	Der Tisch, verschiedene Holzqualitäten und Auswirkungen	231
Tabelle 7:	Pflanzen, Situationen und Enertree-Empfehlungen	240

Adressen

Für Fragen und Informationen über Enertree (Produkte, Seminare, Praxisanwendungen, Therapien, gesundes Wohnen) wenden Sie sich bitte an:

Enerworld Institut Wien
Peter Salocher
Balthasar-Kraus-Gasse 34 B
A-2380 Perchtoldsorf
Tel./Fax: 02 22/8 69 64 43

Enerworld Schweiz
Mittelweg 14
CH-4142 Münchenstein (Basel)
Tel.: 0 61/4 11 16 16
Fax: 0 61/4 11 16 66

Enerworld Deutschland
Mittlerer Reisberg 21 b
D-61350 Bad Homburg
Tel.: 0 61 72/96 93 40
Fax: 0 61 72/96 93 41

Für Informationen über Massivholzmöbel aus mondphasengeerntetem Holz wenden Sie sich bitte direkt an die Herstellerfirma:

Grundform Design
Stichwort: Enertree
Kirchenweg 29
D-82399 Raisting

Bitte legen Sie Ihren schriftlichen Anfragen einen frankierten Rückumschlag bzw. einen internationalen Antwortschein bei.

Literatur

Aas, Gregor, und Riedmiller, Andreas: *GU-Naturführer Bäume*, München, 6. Auflage 1994

Allgeier, Kurt: *Die Heilkraft der Bäume*, München 1986

Bentov, Itzhak: *Cosmic Book. Wie die Schöpfung funktioniert*, Reinbek 1987

Buttlar, Johannes v.: *Supernova. Die jüngsten kosmischen Entdeckungen. Die Geburt eines neuen Weltbildes*, München 1995

Capra, Fritjof: *Wendezeit*, Bern 1982

Dammann, Erik: *Erkenntnisse jenseits von Zeit und Raum*, Knaur-Tb. 4210

Feuerabendt, S.: *Lachen heilt – aber wie*, Knaur 1989

Frissell, Bob: *Zurück in unsere Zukunft… Die MER-KA-BA: Ein Schlüssel zur 4. Dimension*, ET Publishing Unlimited 1995

Gawain, Shakti: *Gesund denken. Kreativ visualisieren*, München 1994

Grattan, Brian: *Mahatma*, Light Technology Publishing 1991

Hawking, Stephen W.: *Eine kurze Geschichte der Zeit. Die Suche nach der Urkraft des Universums*, Reinbek 1988

Hay, Louise L.: *Heile Deinen Körper. Seelisch-geistige Gründe für körperliche Krankheit*, Freiburg 1989

Helsing, Jan van (Pseud.): *Geheimgesellschaften und ihre Macht im 20. Jahrhundert*, Rhede 1994

Krieg, Bruno, und Buchser, Dieter: *Der Weg zu neuen Traditionen*, pT Verlag 1988

Küchli, Christian: *Auf den Eichen wachsen die besten Schinken*, Frauenfeld 1987

Lexikon der östlichen Weisheitslehren, Bern, 2. Auflage 1986

Lynch, Dudley, und Kordis, Paul: *DelphinStrategien, ManagementStrategien in chaotischen Systemen*, Fulda 1992

Nichols, Preston B., und Moon, Peter: *Das Montauk Projekt, Experimente mit der Zeit*, ET Publishing Unlimited 1994

Orban, Peter: *Seele*, München 1991

–, und Zinner, Ingrid: *Personare*, Reinbek 1992

Paungger, Johanna, und Poppe, Thomas: *Das Mondjahr 1995*, München 1994

Preuschoff, Gisela: *Die heilende Kraft der Bäume*, Knaur-Tb. 76050

Rossbach, Sarah: *Feng-Shui. Die chinesische Kunst des gesunden Wohnens*, Knaur-Tb. 76073

Sanders, Lea: *Die Farben Deiner Aura*, München 1988

Scheffer, Mechthild: *Bach-Blütentherapie*, München 1981

Schellenbaum, Peter: *Das Nein in der Liebe*, München 1993

Sheldrake, Rupert: *Die Wiedergeburt der Natur. Eine neue Weltsicht*, Reinbek 1991

–, *Das schöpferische Universum. Die Theorie des morphogenetischen Feldes*, München 1984

Silva, Kim da, und Rydl, Do-Ri: *Kinesiologie. Das Wissen um die Bewegungsabläufe in unserem Körper*, Knaur-Tb. 76021

Smothermon, Ron: *Drehbuch für Meisterschaft im Leben*, Bielefeld 1986

Strassmann, René Anton: *Baumheilkunde*, Aarau 1993

Tompkins, Peter, und Bird, Christopher: *Das geheime Leben der Pflanzen*, St. Goar 1973

Wall, Vicky: *Aura-Soma. Das Wunder der Farbheilung. Und die Geschichte eines Lebens*, Frankfurt, 6. Auflage 1994

Wilde, Stuart: *Affirmationen. Gedanken haben Schöpferkraft*, München, 2. Auflage 1994

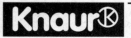
Knaur®

ALTERNATIV HEILEN

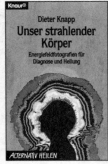

Dieter Knapp
Unser strahlender Körper
Energiefeldfotografien für Diagnose und Heilung

ALTERNATIV HEILEN

(76127)

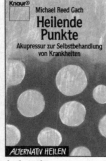

Michael Reed Gach
Heilende Punkte
Akupressur zur Selbstbehandlung von Krankheiten

ALTERNATIV HEILEN

(76002)

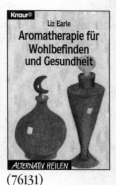

Liz Earle
Aromatherapie für Wohlbefinden und Gesundheit

ALTERNATIV HEILEN

(76131)

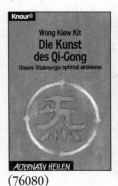

Wong Kiew Kit
Die Kunst des Qi-Gong
Unsere Vitalenergie optimal aktivieren

ALTERNATIV HEILEN

(76080)

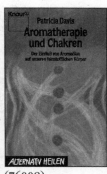

Patricia Davis
Aromatherapie und Chakren
Der Einfluß von Aromaölen auf unsere feinstofflichen Körper

ALTERNATIV HEILEN

(76008)

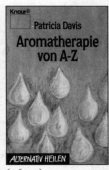

Patricia Davis
Aromatherapie von A-Z

ALTERNATIV HEILEN

(76015)

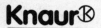
Knaur ®

Heilung für Körper und Seele

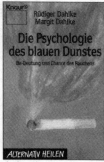

Knaur ®
Rüdiger Dahlke
Margit Dahlke
Die Psychologie des blauen Dunstes
Be-Deutung und Chance des Rauchens
ALTERNATIV HEILEN

(76025)

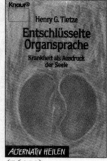

Knaur ®
Henry G. Tietze
Entschlüsselte Organsprache
Krankheit als Ausdruck der Seele
ALTERNATIV HEILEN

(76023)

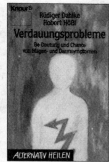

Knaur ®
Rüdiger Dahlke
Robert Höbi
Verdauungsprobleme
Be-Deutung und Chance von Magen- und Darmsymptomen
ALTERNATIV HEILEN

(76026)

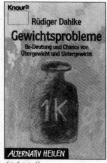

Knaur ®
Rüdiger Dahlke
Gewichtsprobleme
Be-Deutung und Chance von Übergewicht und Untergewicht
ALTERNATIV HEILEN

(76024)

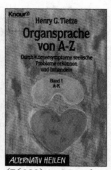

Knaur ®
Henry G. Tietze
Organsprache von A-Z
Durch Körpersymptome seelische Probleme erkennen und behandeln
Band 1
A-K
ALTERNATIV HEILEN

(76029) in 2 Bänden

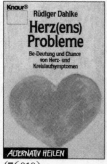

Knaur ®
Rüdiger Dahlke
Herz(ens) Probleme
Be-Deutung und Chance von Herz- und Kreislaufsymptomen
ALTERNATIV HEILEN

(76010)

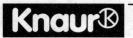

ALTERNATIV HEILEN

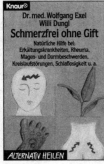

Dr. med. Wolfgang Exel
Willi Dungl
Schmerzfrei ohne Gift
Natürliche Hilfe bei:
Erkältungskrankheiten, Rheuma,
Magen- und Darmbeschwerden,
Kreislaufstörungen, Schlaflosigkeit u. a.
ALTERNATIV HEILEN
(76116)

Deepak Chopra
Die Körperzeit
Mit Ayurveda jung bleiben,
ein Leben lang
ALTERNATIV HEILEN
(76095)

Aljoscha Schwarz
Ronald Schweppe
Heilen mit Gewürzen
Die Heilkraft heimischer
und orientalischer Gewürze
gezielt einsetzen
ALTERNATIV HEILEN
(76105)

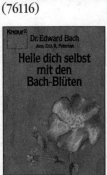

Dr. Edward Bach
Jens-Erik R. Petersen
**Heile dich selbst
mit den
Bach-Blüten**
ALTERNATIV HEILEN
(76016)

Michael Reed Gach
**Heilende
Punkte**
Akupressur zur Selbstbehandlung
von Krankheiten
ALTERNATIV HEILEN
(76002)

Robert Masters
Neurosprache
Eine revolutionäre Technik
der Körper-Seele-Erfahrung
ALTERNATIV HEILEN
(76121)

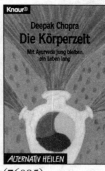
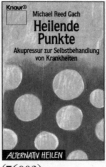
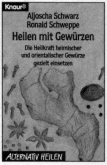
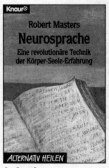